CANCER INSIGHTS

癌症·真相

医生也在读

菠萝 /著

清华大学出版社
北京

图书在版编目（CIP）数据

癌症·真相：医生也在读 / 菠萝著. — 北京: 清华大学出版社，2015（2024.5 重印）

ISBN 978-7-302-41276-2

Ⅰ.①癌…　Ⅱ.①菠…　Ⅲ.①癌—防治　Ⅳ.①R73

中国版本图书馆CIP数据核字(2015)第186444号

责任编辑：胡洪涛　王华
封面设计：付　莉
责任校对：王淑云
责任印制：沈　露

出版发行：清华大学出版社
　　　　网　　址：https://www.tup.com.cn，https://www.wqxuetang.com
　　　　地　　址：北京清华大学学研大厦A座　邮　　编：100084
　　　　社 总 机：010-83470000　　　　邮　　购：010-62786544
　　　　投稿与读者服务：010-62776969，c-service@tup.tsinghua.edu.cn
　　　　质量反馈：010-62772015，zhiliang@tup.tsinghua.edu.cn
印 装 者：大厂回族自治县彩虹印刷有限公司
经　　销：全国新华书店
开　　本：145mm×210mm　印　张：9　字　数：198千字
版　　次：2015年9月第1版　　　印　次：2024年5月第41次印刷
定　　价：39.00元

产品编号：066392-01

科技工作者的社会责任

非常高兴受到治中的邀请来给《癌症·真相：医生也在读》这本书作序。

我非常欣赏作者作为年轻科技工作者所体现出的科学素养和社会责任感，想把这本书推荐给想了解癌症背后科学的人，无论是患者、家属、科学爱好者，还是医生和科研人员。

癌症的科普不容易，一方面因为癌症是非常复杂的疾病，讲清楚很难，写出来容易枯燥；另一方面是因为癌症领域科研进展非常快，每天都有很多新内容，如何把其中的精华准确提炼出来介绍给大众，需要很高的科学素养和判断力。治中这本书是中国少见的科学性和可读性结合得很好的科普书籍。听说治中的文章在网上被誉为"史上最强的癌症深度科普"，虽然有些夸张，但从一个侧面反映了读者对这类科普文章的渴望和对作者的欣赏。

我想说明的是，这本书的目的是告诉大家癌症各种治疗方法和各种流言背后的科学背景，避免大家因为不了解而恐慌。每个人的癌症都不一样，科普书不能指导大家就诊，更不能代替临床医生的专业意见。虽然作者是癌症生物学和制药方面的专家，但并没有长期在临床工作的背景，书中有些说法难免把握不是特别准确。如果书中内容和医生意见有了矛盾，请还是相信自己的主治医生。

医学作为整体，不只是一门科学和技术，还包含着人文精神，尤其是与人沟通的艺术。把更多的疾病知识真诚而透明地传递给大众，对营造和谐的医患关系是大有裨益的。而这就要求优秀的医生和科学家，除了做好本职工作，还应积极参与到各种形式的患者教育和科普活动中去。我希望能有更多医生或科学家能读到这本书，并从中找到灵感，做一点事情。帮助建立和巩固患者和社会对专业医务人员的信任，是所有人应该努力的方向，也是当代科学家的社会责任。

是以为序。

曾益新

北京协和医学院校长

中国科学院院士

2015 年 7 月于北京

有温度的科学家

菠萝，李治中，是 2001 年入学清华生物系本科，比我毕业还晚一年，所以在学校是没有机会认识的。到现在，我们俩也只见过一面。是 2014 年我去圣地亚哥出差，和很多读博士时候的同学朋友见面，他开车老远来"凑热闹"。

虽然并不认识，而只见过一面，但我却感觉和菠萝是神交的"密友"。这一方面要感谢微信（企鹅，不谢），让时空距离不见，另一方面是由于和菠萝认识以来他对我一些认识中的"颠覆"。

第一，是对"南方男生"的印象。我承认，作为北方人，对南方男生有很多固有的偏见（对，我很狭隘，早承认了，呵呵）。不过身为蜀人的菠萝虽然"老刘拿牛奶"绝对说不利落，但有视野、有担当、有情怀，更不必说有料有趣了。这对狭隘的我算是颠覆了一把。

第二，是对"理科男生"的印象。其实我得承认，上高中的时候文字功底好的男生，大学都去学物理了。所以对理科男生不是没有敬畏之心。不过学理科的男生后来大都出国，读博，千老（千年老博士后，好凄惨的称呼），学生物的熬出来的大都在药企，成为灰头土脸，每天为了学区房奔波的中产阶级。所以菠萝这个生物男经过了所有我描述的"路线图"，却没有变的灰头土脸，反而是眼里有光，脑里放电，心里柔软……我不得不收回成见。

第三，是对"人才"的定义。有一次我和菠萝讨论回国的问题，他说自己想回清华水平不够。这让我开始反思我们受的教育，以及什么样的人是"人才"。我自己"不端不装"地总结下，真正的人才，就是有意愿有眼光"没事找事儿"，而且有能力把"小事儿"折腾成"大事儿"的人。

菠萝写癌症科普系列，就是"没事找事儿"。他自己吭哧吭哧写，放在人人网上。我发现的时候，都写了将近十篇了。后来发在我和先生华章整的微信公众号"奴隶社会"上，文章累计有百万阅读（这还不包括盗版）。他不仅越写越好，还纠结了小伙伴们做了"健康不是闹着玩儿"这个微信公众号，好文不断。最近他还不声不响地搞了向日葵儿童癌症信息网站，找了100多个世界各地的志愿者做了大量的总结和翻译工作，不到半年就上线了，而且有门有脸，有货有料——"小事儿"折腾成了"大事儿"。

菠萝自己写过一篇向日葵网站的介绍文章，原文叫"无处安放的信任"。他说关于"回国"，大家考虑的最多的是信任感的缺失。他的这些行动，希望在自己有知识的领域，给大家的信任一个出口。

我们每天在自己柴米油盐的生活里，其实经常会想一些"大"问题。不是因为我们身居高位，是因为各种柴米油盐里的小事情也会促使我们想大问题：

中国问题多么？多。

国人素质低么？嗯。

令人沮丧吗？经常。

信任缺失么？肯定。

有无力感吗？总有。

沮丧之余，退一步想想，虽然我们不是什么了不起的人物，但毕竟是中国一流的大学毕业，出国深造，做了有一定影响力的工作。如果我们也沮丧和无力，那希望在哪里呢？所以面对无力感我们能做的，只有行动。用行动"没事找事"，用自己的能力和智慧，把小事折腾成大事。

路才刚刚开始。和菠萝共勉。

李一诺

盖茨基金会北京代表处首席代表

微信公众号"奴隶社会"主编

乐观地和绝症一起进行人生冒险

"他得了结 / 直肠癌。我们要马上安排一台急诊手术。"2012 年6 月 4 日，当我刚做完为"排除患癌可能性"的肠镜检查后，眼睛还因为麻醉药没法睁开——就清晰地听到了这一事实。从此，那一瞬间便永远留在了我的人生记忆中。

我居然得癌症了？才 40 岁就得癌症？我身体健康，从不暴饮暴食，经常锻炼，体重正常，也不抽烟。而且讽刺的是，我还是一个研发抗癌新药的科学家。是的，我知道我有结 / 直肠癌的家族史，我的风险比正常人高一些，但我的亲属们都是 60 岁之后才得癌症的。更荒谬的是，为了慎重起见，我计划从 40 岁就开始就做肠镜筛查。谁知人算不如天算，在 40 岁那年，我不仅得了癌症，还已经转移了。

虽说刚开始治疗效果还不错，但我的肿瘤在两年后复发了，癌细胞变得对化疗不敏感，且手术无法清除。这个时候，我开始了一段"乐观地和绝症一起进行冒险"的人生旅程。我是如何面对诊断结果的呢？其实我和大多数人一样：极度恐慌，怕得要死，无所适从。当一个年轻人突然直面死亡时，往往都是这样。我对癌症一点也不陌生，因为我长期照顾身患胰腺癌晚期的母亲直到她去世，也因为我是一个肿瘤学家。但这些都没用，我记得当自己躺在妻子怀里哭泣不止的时候，只说了一句话："我这辈子很少怕什么东西，唯一怕的就是癌症。"在那之后，我泣不成声。

很多事的发生没什么理由。当我抬头看到了我两个小女儿时，才突然意识到，生命中有太多值得为之活下去的东西。我身体中的那位肿瘤学家终于开始占据上风了。我重新理顺思路，告诉自己："好，癌症归根结底是一个科学问题。我是一个科学家，科学是在不断进步的，我没有理由否认我们终究会攻克癌症。"

在那一刻，我开始了这辈子最大的一个科研项目：治疗自己的癌症。现在，三年过去了。癌细胞依然在我体内，但我远比当年更加乐观！

我做癌症研究已经超过 20 年了。我可以非常诚恳地说，迄今为止，肿瘤学家从没有像现在这样对攻克癌症雄心勃勃，因为新的革命性药物层出不穷。这些重大突破包括，更好的靶向药物，最新的病毒和细胞疗法，以及已经彻底改变很多癌症患者命运的免疫治疗（免疫检验点抑制剂）。这绝不是炒作！免疫疗法已经在多种癌症治疗中显示了非常好的疗效，肿瘤药的研发模式也被彻底改变了。正是由于这些科学和技术的进步，现在我们治疗癌症的目标，已经从有限地延长患者生存时间，转变为治愈绝大部分儿童和成人癌症患者。

因此，我一直称自己为"暂时无法治愈"的癌症患者。因为，我看到了这么多令人鼓舞的新药和癌症研究进展，我坚信癌症治疗将迎来更大的革命性突破，更多患者会因此受益！每位科学家的身边也都有亲人或朋友是癌症患者。我坚信不疑：这些才华横溢和动力十足的科学家，再加上充足的研究经费，一定能解决任何科学问题，包括癌症。我还相信，我们正处在癌症药物研发的黄金时代。

科学在发展，但它来得及拯救我的生命么？我不知道。但我确信我太太的有生之年一定能看到大部分直肠癌患者被治愈的那一天，当然，我也希望能等到那一天。

我喜欢用"希望"这个词，因为作为一个研究癌症的科学家，和一个"暂时无法治愈"的癌症患者，我满怀"希望"。你，也应该和我一样！

李治中博士的《癌症·真相：医生也在读》这本书，来得正是时候！它邀请大家一起来见证这个历史性的时刻。这本书从多个角度讲述癌症，从科学原理到个人体验，从历史经验到最新前沿。重要的是，这本书的字里行间充满了目前抗癌治疗领域进展给作者带来的"兴奋"和"希望"，这和我，一位科学家同时也是一位晚期癌症患者的感受完全一样。我相信这本书能够给各位患者和家属带来力量，同时也会让大家对战胜病魔燃起希望！

致敬生命！

汤姆斯·马斯尔泽博士 [1]

---

1 汤姆斯·马斯尔泽，一位"暂时无法治愈"的晚期直肠癌生存者，药物化学专家。

附原文

Adventures in Living Terminally Optimistic

"He has colon cancer. We'll schedule an emergency surgery immediately." June 4, 2012. I was still too sedated to be able to open my eyes following a colonoscopy to "rule out cancer" – but I could hear. An audio-only moment that will be seared in my memory for the rest of my life.

Me have cancer? At age 40? I was in good overall health, ate reasonably well, exercised, was a healthy weight, a non-smoker and ironically a scientist who designed new oncology drugs. Yes, there was a history of colon cancer in my family – but all of them were diagnosed in their 60's. Ironically, to be "extra safe", I planned to have my first colonoscopy at age 40. At age 40, I was already metastatic.

After a recurrence showing that my cancer is chemo-resistant and unable to be cured surgically, thus began my "adventures in living terminally optimistic". How did I approach my diagnosis? I think like most people – with a sense of overwhelming panic and dread. Staring death in the face, especially as a young person, causes that to happen. As I wept in my wife's arms, being someone who had both been an end of life caregiver to my Mother as she succumbed to pancreatic cancer and an oncology researcher all I could say was "I'm afraid of very few things in life. Just about the only thing I have ever feared was cancer." After that, I could not speak any more.

But then something happened. I looked at my two little girls and realized I had so much to live for. The oncology scientist in me also began to take control. When I regained my composure, I decided. "OK, this is a scientific problem. I am a scientist & science is always advancing. I will not assume I can't beat this." At that point I began to approach my cancer as the greatest scientific research project of my life. That was now over 3 years ago. I am even more terminally optimistic now than I was upon diagnosis!

I have been an oncology researcher for more than 20 years. I can honestly say there has never been as much true excitement amongst oncology scientists ever about the incredible pace of new & exciting cancer drug breakthroughs as right now. These breakthroughs range from improved targeted therapies, to novel treatment methods such as viral and cellular therapies, to the truly groundbreaking & paradigm shifting checkpoint inhibitor immunotherapies! This is not hype. Now that immunotherapies have recently been showing significant clinical activity in multiple advanced cancers, the entire field of oncology drug discovery has been transformed. The required technology & scientific pieces are starting to come together with the new goal to cure significant numbers of children and adults with advanced stage cancer, instead of the traditional more limited goal of relatively modest increases of lifespan.

This is why I always describe myself as "currently incurable" because from my inside view, I see so many promising new cancer drugs & strategies, I can't feel anything but optimistic that major cancer treatment breakthroughs are fast approaching patients! I am a firm believer that once you have a critical mass of research funding, brilliant scientists and a strong drive to succeed (all scientists know someone who has been stricken by cancer), the human race can solve any problem – including cancer. I believe we are currently living in that moment for cancer drug discovery. Will new advances be made fast enough to save my life? I firmly believe and know that most cases of advanced colon cancer will be cured within my wife's lifetime – I hope and believe there is a chance that it will happen in my lifetime! Note the word HOPE in that sentence. From my insider's view as both an oncology research scientist and a "currently incurable" patient, I have a lot of HOPE and so should you!

Cancer Insights by Zhizhong Li is the perfect book <u>for exactly this moment in history</u>. It describes cancer from a range of angles from the scientific to the personal, from the historical to the cutting-edge. It also is infused by that feeling of excitement and HOPE in recent scientific progress that I share – not only as a scientist but as a Stage IV cancer patient. I believe that *Cancer Insights* will bring you the necessary information to empower you and I also believe that it will infuse <u>you</u> with Hope.

To Life!
Dr. Tom Marsilje

癌症是什么

儿童癌症，为了中国的未来

那些坊间关于癌症的传言

新闻里的癌症故事

来美国看病，不只是钱的问题

自己身边的故事

癌症是什么

大家谈癌色变，主要是因为对它完全不了解。在本章节，我会给大家解读癌症最根本的几个问题：什么是癌症，为什么人会患癌症，为何癌症会致命，为什么癌症容易复发？

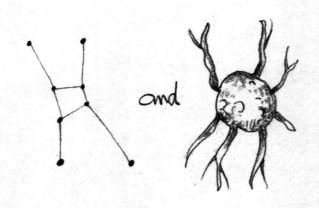

癌症和肿瘤

　　癌症和肿瘤这两个词经常通用，一般情况下也确实没太大问题。一定要纠结的话，这两个词还是有一些区别的。肿瘤的属性是"固体"，而癌症的属性是"恶性"，所以恶性固体肿瘤就是癌症，血液癌症不是肿瘤，良性肿瘤不是癌症，被绕晕了吗？

　　用数学公式来表示更简单直观：

　　癌症 = 恶性肿瘤 + 血癌

　　肿瘤 = 良性肿瘤 + 恶性肿瘤

　　良性癌症 = 不存在

　　这俩在英文中也是有区别的，肿瘤的英文是 tumor 或者 tumour，而癌症的英文是 cancer。说起 cancer 这个词，喜欢研究星座的各位应该不陌生，因为巨蟹座的英文就是 cancer！巨蟹座同学们，哭吧哭吧哭吧不是罪。

　　癌症和巨蟹座居然使用同一个名字？关键是这俩名字有联系吗？还真是有的。

　　cancer 作为癌症名字来源于公元前 400 多年的希腊传奇医生，号称西医之父的希波克拉底（Hippocrates）。传说中，某天希波克拉底在观察一例恶性肿瘤的时候发现肿瘤中伸出了很多条大血管，看着就像螃蟹的腿一样，于是他就用希腊词里的螃蟹 "caricinos" 来称呼这种疾病，到英文里面就是 cancer。所以，癌症说起来也可以叫大螃蟹病。

　　有意思的是，几乎和他同时，春秋战国时期的中国也出现了中医重要奠基人物——扁鹊。中西方现代医学几乎同时起源，但却各自发展，到后来更是渐行渐远，形同陌路。合久必分，分久必合，现在不少人又在致力于把中西医学理论实践统一起来，值得大家关注。

什么导致了癌症

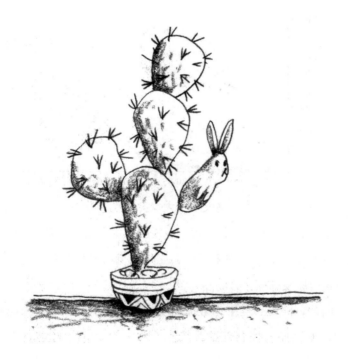

　　导致癌症最重要的因素是什么？基因？污染？饮食？抽烟？都不是，和癌症发生率最相关的因素是年龄！

　　2013 年中国第一次发表了《肿瘤年报》，从下图可以清晰地看出两点：第一，无论男女，癌症发病率从 40 岁以后就是指数增长；第二，老年男性比女性得癌症概率高。

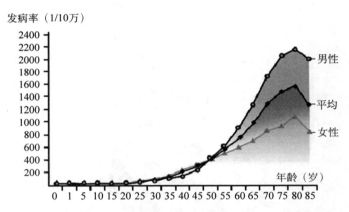

　　从患病年龄来看，绝大多数大家熟悉的癌症：肺癌、肝癌、胃癌、结 / 直肠癌等，都属于老年病！小孩也可能得癌症，但他们的癌症类型很特殊，和成人的完全不同。比如儿童白血病常见，但几乎没见过小孩得原发肺癌、直肠癌。

　　因此，随着人类平均寿命的增加，得癌症的概率越来越高是必然的，无论如何控制环境污染和食品安全都不能逆转。为啥苍蝇很少得癌症？因为它们寿命很短，还没来得及得癌症就已经死了。而宠物猫、狗都会得癌症，原因是在人类爱护下，它们的寿命可以长达 10 多年，相当于人的 70~100 岁，因此后期得癌症的概率比较高。

除了年龄，还有其他因素与癌症发病有关系吗？肯定有的。

癌症发生的根本原因是基因突变。每个人体内大概有两万多个基因，已知真正和癌症有直接关系的大概有一百来个，这些致癌基因中突变一个或者几个，癌症发生的概率就会大大提高。基因为什么会突变？什么时候突变呢？

基因突变发生在细胞分裂的时候，每一次细胞分裂都会产生突变，但是绝大多数突变都不在关键基因上，对癌症发生不产生影响，因此癌症仍然是小概率事件。那细胞什么时候分裂？生长或者修复组织的时候。

我自己总结的简单数学公式：

$$P=abcd$$

式中，P 为癌症发生概率；a 为细胞分裂次数；b 为每次分裂产生突变基因数目；c 为突变基因是致癌基因的概率；d 为免疫系统清除癌细胞失败概率。

在这个公式中，c 对每个人都是一样的，完全是个概率问题。每个人得癌症几率不同，关键是 a、b、d 3 个数字不同。绝大多数和癌症相关的因素都可以用这个公式推导和解释。

为何老人比年轻人容易得癌症？

人活每一天都伴随着大量的细胞更新，岁数越大，细胞需要分裂的次数就越多，a 数值变大；同时岁数越大，免疫系统越弱，对癌细胞清除能力减弱，d 数值变大。

为何乙肝患者容易得肝癌、抽烟容易得肺癌？

人体器官受到损伤后需要修复，而组织修复都需要靠细胞分裂完成。器官长期慢性损伤，会导致组织反复修复，细胞分裂次数 a

变大,就容易诱发癌症。慢性乙肝病毒携带者虽然很多没有急性症状,但乙肝病毒会缓慢、长期地伤害肝细胞,导致反复的肝细胞"死亡—分裂"循环,因此乙肝病毒携带者容易患肝癌。类似的道理,抽烟或空气污染损伤肺部细胞,因此长期抽烟或重度雾霾容易患肺癌;暴晒损伤皮肤细胞,因此经常晒伤皮肤容易患皮肤癌;吃刺激性或受污染的食物损伤消化道表皮细胞,因此长期吃过辣、过烫或污染食物会增加食管癌、胃癌、大肠癌、直肠癌的发生,等等。

为何安吉丽娜·朱莉（Angelina Jolie）得癌症的概率远超正常人？

每个人细胞分裂一次所产生突变的数目 b 是不同的。这个值主要受到遗传的影响,有些人天生携带一类基因突变,这些突变虽然不能直接导致癌症,但是会让他们细胞每次分裂产生的突变数目大大增加。好莱坞著名影星安吉丽娜·朱莉为了防止得乳腺癌和卵巢癌而先后手术切除了乳腺和卵巢,该新闻轰动全球。她做此决定的原因就是她家族和本人都有 BRCA1 基因突变。携带这个突变的人,细胞分裂一次产生的突变比正常人高几十倍,甚至上百倍,因此她家族多名女性,包括她的母亲很早就患上恶性乳腺癌。朱莉个人被估计有 87% 的可能性患乳腺癌,50% 的可能性患卵巢癌。她的这个举动,从纯科学眼光来看也许有点冲动,因为并不能保证身体其他部位不会发生癌变,同时手术带来的长期副作用是巨大的。但是她的勇气还是让我无比佩服,只能想到一个词——壮士断腕。

大家不妨把自己感兴趣的致癌因素找出来,看看这个公式是否真的适用。

癌症如何导致死亡

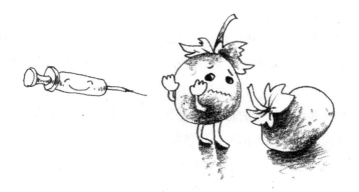

　　大家谈癌色变，主要的原因就是患癌症后死亡率很高，但是要说清楚癌症到底是怎么让患者死亡的，可能很多人都说不上来了。为什么有人长了很大的肿瘤，做完手术就没事了，但是有人刚被查出癌症就去世了呢？

　　首先说肿瘤的严重性和肿瘤大小并没有相关性，2012 年有个著名新闻，越南人 Nguyen Duy Hai，4 岁就开始长肿瘤，等到 30 岁的时候右腿肿瘤已达到惊人的 90 千克！在这 26 年中，他慢慢失去行动能力，但是奇怪的是，他居然没有太多别的症状，在做完手术后，看起来也比较正常。我们在新闻上也时常看到从肚子里取出超级大肿瘤的故事。这种大肿瘤看起来很恐怖，但是只要位置不在关键内脏，实际上对生命的威胁并不大。此外，这种巨大的肿瘤肯定是良性肿瘤，因为如果是恶性的，是没有机会长这么大的。

　　良性肿瘤和恶性肿瘤的区别是什么？是看肿瘤是否转移。良性肿瘤不转移，属于"钉子户"，所以只要手术切除肿瘤本身就算治好了。而恶性肿瘤不论大小，都已经发生了转移，可能在血液系统里，可能在淋巴系统里，也可能已经到了身体的其他器官。恶性肿瘤的转移并不是肿瘤长到一定大小才发生，而是可能在肿瘤很小还检测不到的时候就发生了转移，这就是为什么很多癌症患者刚确诊就发现已经扩散到了全身。很多癌症（比如乳腺癌）转移一般首先到达淋巴结，然后才顺着淋巴系统到达其他系统，所以临床上对肿瘤患者常常进行肿瘤附近的淋巴结穿刺检查，如果淋巴结里面没有肿瘤细胞，说明肿瘤很可能还没有转移，患者风险较小，一般化疗和放疗以后就能控制住疾病。

　　那癌症到底是怎么致命的呢？这个问题并没有确定答案，每个患者个体情况都不同，最终造成死亡的原因也不同。但是大致说起来往往和器官衰竭有关，或是某一器官衰竭，或是系统性衰竭。肿瘤，不论是否恶性、是否转移，过度生长都可能会压迫关键器官导致死亡，比如脑瘤压迫重要神经导致死亡；肺癌细胞生长填充肺部空间，导致肺部氧气交换能力大大降低，最后功能衰竭死亡；白血病细胞挤压正常红细胞和免疫细胞生存空间，造成系统性缺氧，出现免疫缺陷死亡。

恶性肿瘤之所以比良性肿瘤危险，就是因为它已经转移。肿瘤转移后危险性大大增加，一方面是一个肿瘤转移就成了 N 个肿瘤，危害自然就大；另一方面是因为肿瘤喜欢转移的地方往往是功能非常重要的地方，最常见的转移是脑转移、肺转移、骨转移和肝转移。这 4 个地方还有一个共同特点：由于器官的重要性，手术往往很保守，很难完全去除肿瘤。所以乳腺癌发现得早一般没事，手术摘除乳腺或者乳房就好了，患者可以正常、健康地生活几十年。但是如果乳腺癌转移到了双肺或者脑部，就很难根治了，因为医生不能把肺部或者大脑全部摘除。

癌症致死有时候并不是某一个器官衰竭造成的，而是由于系统性衰竭。有很多癌症，由于现在还不清楚的原因，会导致患者体重迅速下降，肌肉和脂肪都迅速丢失，无论患者吃多少东西，输多少蛋白质都没用，这个现象叫"恶病质"（cachexia）。恶病质现在无药可治，是不可逆的。由于肌肉和脂肪对整个机体的能量供应、内分泌调节至关重要，出现恶病质的癌症患者很快会出现系统性衰竭而死亡。

例如全民偶像乔布斯，在诊断胰腺癌后活了 8 年，算是不小的奇迹，但大家如果仔细看他患病过程中的照片对比，能清楚发现他身上的肌肉和脂肪在后期几乎已经消失殆尽。他最后还是由于器官衰竭而去世的。

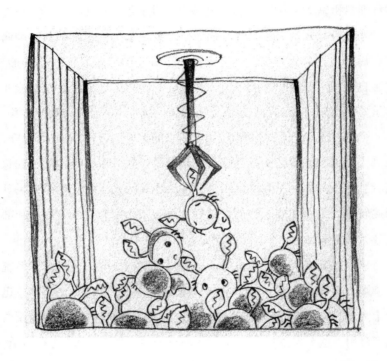

癌症为何如此难治

在很多人心目中，癌症和艾滋病是最恐怖的两种疾病。如果你问我，癌症和艾滋病哪个会先被攻克？我的答案肯定是艾滋病。

癌症为何那么难治？在我看来有 3 个主要原因。

第一个原因是癌症是"内源性疾病"，癌细胞来自患者自己，是患者身体的一部分。对待"外源性疾病"，比如细菌感染，我们有抗生素，效果非常好。抗生素为何好用？因为它只对细菌有毒性，而对人体细胞没有作用，因此抗生素可以用到很高浓度，让所有细菌死光光，而患者毫发无损，全身而退。

要搞定癌症就没那么简单了。癌细胞虽然是变坏了的人体细胞，但仍然是人体细胞，所以要搞定它们，几乎注定是"杀敌一千，自损八百"的勾当，这就是大家常听到的"副作用"。例如，传统化疗药物能够杀死快速生长的细胞，对癌细胞当然很有用，但是很可惜，我们身体中有很多正常细胞也是在快速生长的，比如头皮下的毛囊细胞。毛囊细胞对头发生长至关重要，化疗药物杀死癌细胞的同时，也杀死了毛囊细胞，这是为什么化疗的患者头发都会掉光。负责造血和维持免疫系统的造血干细胞也会被杀死，因此化疗患者的免疫系统会非常弱，极容易感染。消化道上皮细胞也会被杀死，于是患者严重拉肚子、没有食欲，等等。正因为这些严重副作用，化疗药物不能大量使用，浓度必须严格控制，而且不能持续使用，必须一个疗程一个疗程来。医生其实每时每刻都在治好癌症和维持患者基本生命之间不断权衡，甚至妥协。如果化疗药物也能像抗生素一样大剂量持续使用，癌症早就被治好了。这是我为什么觉得艾滋病会比癌症先被攻克的主要原因，毕竟艾滋病是由艾滋病病毒引起的"外源性疾病"，理论上我们可能找到只杀死艾滋病病毒而不影响人体细胞的药物。

第二个原因是癌症不是单一疾病，而是几千几万种疾病的组合。世界上没有完全相同的两片树叶，世界上也没有两个完全相同的癌症。比如肺癌，在中国和美国都是癌症第一杀手。中国现在每年新增超过 70 万肺癌患者，美国也有 22 万。常有人问我：美国有什么新的治肺癌的药吗？我说：有是有，但是只对很少部分患者有用。比如诺华最新的肺癌药物 Ceritinib 已被 FDA 批准，它对 3%~5% 的肺癌患者有很好的效果。但为什么花了 10 年研究出的新药只对很少的患者有效呢？

简单按照病理学分类，肺癌可分为小细胞肺癌和非小细胞肺癌。那是不是肺癌就这两种呢？不是的。我们知道，癌症是由于基因突变造成的，最近一项系统性基因测序研究表明，肺癌患者平均每人突变数目接近 5000 个！每个人突变的组合都不同，每个患者的基因组都是特异的。中国这 70 多万肺癌患者，其实更像 70 多万种不同的疾病。

当然，这不是说我们需要 70 多万种不同的治疗肺癌的药。这几千个突变里面，绝大多数对癌细胞生长不起作用，只有几个突变是关键的，只要抓住了这几个关键基因，我们就有可能开发比较有效的药物。但是无论如何，制药公司开发的抗癌新药，即使是灵丹妙药，也不可能治好所有的肺癌患者。回到刚才的问题，为什么诺华的新药 Ceritinib 只对 3%~5% 的肺癌患者有效？因为 Ceritinib 针对的是突变的 ALK 基因，而只有 3%~5% 的肺癌患者才有 ALK 基因突变，对没有 ALK 基因突变的肺癌患者，这个药物是完全无效的。Ceritinib 已经在中国做临床实验，期待在不久的将来，中国的 ALK 突变肺癌患者能用上这个药。

因为癌症的多样性，药厂几乎注定每次只能针对很少的患者研发药物，每一个新药的开发成本是多少呢？10 年 +20 亿美金！这样大的时间、金钱投入，导致我们进展缓慢，要攻克所有的癌症，即使不是遥遥无期，也是任重道远。

第三个原因是癌症可以很快产生抗药性。这点是癌症和艾滋病共有的、让大家头疼的地方，也是目前为止我们还没有攻克艾滋病的根本原因。大家可能都听说过超级细菌。在抗生素出现之前，金黄色葡萄球菌感染是致命的，它可以引起败血症。但是人类发现青霉素以后，金黄色葡萄球菌就不那么可怕了。然而生物的进化无比神奇，由于我们滥用青霉素，在它杀死 99.999999% 细菌的同时，某一个细菌突然产生了新的基因突变，进化出了抗药性，它们不再怕青霉素，变得非常危险。于是人类又努力找到了更强的抗生素，比如万古霉素。但是现在已经出现了同时抗青霉素和万古霉素的金黄色葡萄球菌，这就是超级细菌。

生物进化是一把双刃剑。自然赐予我们这种能力，让我们能适应不同的环境，但是癌细胞不仅保留了基本进化能力，而且更强，针对我们给它的药物，癌细胞不断变化，想方设法躲避药物而存活下来。Ceritinib 在临床实验的时候，就发现有很多癌细胞在治疗几个月以后就丢弃了突变的 ALK 基因，而产生新的突变来帮助癌症生长，这么快的进化速度，不禁让我感叹自然界面前人类的渺小。

儿童癌症，为了中国的未来

绝大多数癌症是老年病，但极少数儿童也会不幸得癌症，那是为什么呢？中国日益严重的环境污染是导致儿童癌症上升的元凶吗？给宝宝存脐带血有意义吗？为何中国患儿需要更多的中国骨髓捐赠志愿者？

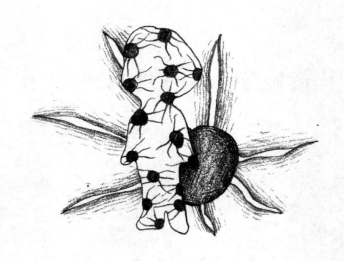

儿童为何会患癌症

通常来说，癌症是一种老年病，随着年龄增加，各种癌症的发病率都直线上升。但是凡事都有例外，生活中我们也听说过不少年轻人、小孩甚至婴儿患癌症，尤其是白血病的故事，这是为什么？

癌症是由基因突变引起的，后天因素导致突变需要时间积累，正常人在短短几年内是不可能由于后天因素导致癌症的。可以肯定，婴儿或者儿童患癌症必然有先天因素存在，他们在出生的时候就已经携带了基因突变。儿童基因突变有两个来源：从父母那里遗传了致癌基因，或者是在怀孕的过程中因为种种原因导致胎儿产生了突变。

随着基因检测技术的成熟和对致癌基因认识的提高，检查父母是否携带致癌突变已经很简单，应该会成为孕前体检的常规项目。而在怀孕过程中进行突变检测相对要困难很多，主要原因是要获取发育中胎儿的样品很困难。现在很多筛查还依赖于羊水穿刺，这是一个手术，对胎儿发育也有一定的风险。很多人正在为无穿刺检测技术而努力，理想是通过检测孕妇的血液就能查出胎儿的基因情况。这是一个巨大的市场，相信几年之内就会有突破性进展。

各种产前检测的根本任务就是在怀孕过程中尽早检测出胎儿的先天突变，如果证明宝宝很可能患严重疾病，父母至少能选择是否流产。但是无论检测技术如何先进，在儿童癌症这件事情上，一个让人头痛的难题将永远存在：即使知道胎儿有了致癌基因突变，由于生物体的复杂性，儿童不一定100%会得癌症，这个时候父母将面临一个非常困难且没有正确答案的选择：是冒险生下来还是继续等待下一个健康的宝宝？相信随着产前基因检测技术的成熟和广泛应用，这个问题将日益突出。

　　除了意外死亡，癌症就是儿童的最大杀手，现在全世界大概有
50 万儿童患有各种癌症。儿童癌症中最常见的是白血病，占了近
40%，这是我们为什么老是听到儿童得了白血病需要骨髓捐赠的故
事的原因。其次是神经系统肿瘤，然后是骨瘤和各种软组织肿瘤。

　　和成人癌症一样，治疗儿童癌症常采用的办法也是"手术＋化
疗＋放疗"。好消息是儿童癌症的治疗效果比成人癌症好很多，即使
不考虑骨髓移植治愈白血病，很高比例的儿童癌症患者也能够被化
疗和放疗治愈。这其中的原因是复杂的，第一，和成人癌细胞动则
有上千个基因突变不同，儿童癌症的基因突变往往很少，一般只有
几个，因此癌症产生抗药性的可能性较低；第二，和传统想法不同，
对儿童癌症患者使用的化疗和放疗的剂量按体形比例来说往往超过
了成年人，这是由于儿童组织修复能力比较强，能够忍受更多的化
疗和放疗带来的副作用。这两点是儿童癌症的治疗成功率远远高于
成人癌症的重要原因。

　　不幸的是，治愈癌症往往只是这些儿童艰难生活的开始。凡事
都有两面性，高剂量化疗、放疗在治愈癌症的同时，会给儿童带来
各种各样长期且严重的副作用。比较大的问题是"二次癌症"。高剂
量化疗和放疗药物可以杀死癌细胞，但它们本身也会引起新的基因
突变，所以部分儿童癌症患者在被治愈后很多年，会出现白血病等
和第一次癌症毫无关系的"二次癌症"。另外，在儿童发育过程中使
用化疗和放疗药物，可能造成儿童神经发育不全、智力受损、长期
抑郁、不孕不育等。因此，对被治愈儿童癌症患者的长期关护非常
重要，同时开发针对儿童癌症且副作用小的新型药物也迫在眉睫。

　　可惜，相对于我们对成人癌症的投入，对儿童癌症的研究远远

落后。根本原因是由于儿童癌症数量较少，这导致能被用于研究的样本不足，很多医生和研究者一辈子也见不到几个新的患者，导致对儿童癌症了解不够。同时，由于患者少，一方面临床实验很难招到足够多的患者，另一方面是因为即使做出药来也不能收回成本，使得大药厂往往不愿意投入人力、物力和财力来专门研究儿童癌症。最后，因为周围儿童癌症患者少，社会对这种疾病的关注不够，对政府的压力也不够。

面对儿童癌症，一方面是患者家属的无奈，另一方面是科研资源的匮乏和药物开发的停滞。只有强烈呼吁大家增加对该问题的关注，刺激社会和舆论推动政府，才有可能迫使药厂加大投入。

我近几年开始参与儿童癌症的研究，和各方面的人都有很多接触，感触良多。最近去长岛冷泉港开了个横纹肌肉瘤的会议，赞助者是一对夫妇，他们的儿子由于这个疾病而去世了。横纹肌肉瘤全美国一年只有 400 个左右病例，多数是儿童。由于患者少，科研非常落后，导致这个疾病的存活率在过去 30 年没有任何变化。这对夫妇家境非常富裕，在全美国最好的肿瘤医院使用了最贵的药物，但是在治疗过程中仍然深感绝望，因此在儿子去世之后设立基金，希望能够唤起社会对这类"罕见病"的重视。在会上，我见到了他们和其他几位患者的父母，听到几位医生讲述患者的故事，有治愈的故事，也有不幸的故事。我觉得只有亲身见到这样的例子，科研工作者才会知道自己的使命和责任。和这些科研、临床的朋友一起，我们建立了一个横纹肌肉瘤的宣传公益组织（http://focusonrhabdo. org）。这里面有我们能找到的所有和横纹肌肉瘤相关的内容，所有科研文章和进展都会随时更新，每个月会有科研、临床的专家进行网上讲座，患者家属之间也能互相交流和鼓励。

相对美国，中国社会对于儿童癌症的关注更少，网络上鲜有可靠的信息来源，很多医生很少见到儿童癌症，经验不足，导致不少患者刚开始被误诊而耽误了治疗。中国儿童癌症治愈率远低于美国。鉴于这个现实，我和100多名志愿者一道，设立了"向日葵儿童癌症之家"（www.curekids.cn），致力于把最权威、最透明、最及时的儿童癌症信息带给中国的患儿和家长。这群志愿者绝大多数是中美生物学博士或者临床医生，很多人工作在儿童癌症科研和临床治疗最前线，大家出于对儿童癌症的关注走到一起，希望星星之火能够燎原，慢慢改变中国社会，包括患儿家长、医生和研究者对儿童癌症的认识，最终提高儿童癌症的治愈率和儿童患者的长期生活质量，希望有一天没有儿童会再被癌症打倒！

雾霾能引起儿童癌症吗

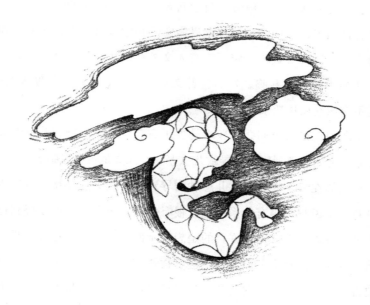

几年前，柴静制作的雾霾纪录片在网络上引起了强烈反响，我个人看完以后非常佩服，因为这是一个非常用心制作的新闻调查纪录片。我有严重的过敏性鼻炎，每次回国 24 小时之内鼻子就堵，一到美国 24 小时之内就通。我一直幻想某一天回中国不再挂着鼻涕见人。

纪录片里面有没有科学漏洞？肯定有，而且不少。对这个片子的价值有影响吗？我认为影响很小。科学家很难做出这样的宣传片，因为等我们认为完美解释了科学问题的时候，99% 的大众已经不可能看得懂了，这样的科普文章只能留给科学家自己看。昨天看到一篇文章，说科普宣传一定要带有人文关怀，我觉得柴静做到了，所以才能引起强烈共鸣。好的科普文章一定是站在读者角度来写的，而不应该站在科学家的角度来写。

我想说说大家问我比较多的关于雾霾、环境污染和儿童癌症的关系。比如雾霾到底能否导致儿童癌症？儿童是否会患肺癌？

柴静在片头提到她女儿患肿瘤导致她特别关注环境，其实她并没有直接说和雾霾有关系，这个很有争议。至于她为何要提到这件事情，我不得而知，也许真的是想暗示两者的关系，也许是想迅速捕获观众的注意力。但为了把谣言扼杀在襁褓中，菠萝在这里负责地告诉你：雾霾能引起儿童癌症目前是没有任何依据的，父母们大可不必过于惶恐。

我在上一章就已经指出，儿童癌症的主要致病因素不是小孩出生以后的环境，而是在出生之前就存在的问题。儿童得癌症有两种主要原因：一是父母的卵子和精子有基因突变，二是母亲怀孕过程中出现了基因突变。雾霾对身体的影响主要在于肺部和心血管系统，没有任何证据证明雾霾能影响精子或卵子，也没有证据证明它能影响到子宫里面的胚胎发育。雾霾肯定需要治理，但儿童癌症不能赖在它头上。

那么哪些因素会导致儿童癌症呢？根据我上面提到的两种儿童癌症发生原因，这个问题等同于哪些因素会导致卵子、精子或胚胎中的基因突变？

卵子或精子中的基因突变原因主要是遗传，这个无法改变，比如安吉丽娜·朱莉就从她母亲（56 岁因癌症去世）那里遗传了 BRCA1 基因突变，虽然没有导致朱莉儿童时期罹患癌症，但让她有 75% 的可能在中青年期就得乳腺癌或子宫癌。如果父母遗传的突变发生在 Rb、p53 或者 Ras 等更强的癌症基因，那么小孩就非常危险了。除去本身的遗传因素，卵子中出现新基因突变的概率在 35~40 岁以后会指数级提高，多 1 岁就多 1 倍风险，因此大家在有条件的情况下应该尽量在 35 岁之前生宝宝，而大龄孕妇则一定要做好孕前和孕期检测和监测。幸运的是，卵子或者精子有突变的整体概率非常低，而且即便有突变，生物体进化出的保护功能很多时候会让问题胚胎流产，防止有缺陷小孩的出生。我一向觉得只要不是习惯性，流产很可能不是坏事。

那么哪些因素会导致胚胎的突变？理论上，因为胚胎发育完全发生在子宫这种相对封闭的环境中，能引起胚胎突变的因素必须要能到达子宫。目前确定的几个因素：大剂量辐射（是核弹或核电站泄漏这种，不是手机或者电脑辐射），因为它能穿透母体组织，直接影响胚胎；母亲不良生活习惯，比如抽烟、酗酒，烟、酒里面的很多致癌化学物质能通过脐带血进入胚胎；病毒感染，比如艾滋病，同样也可以通过脐带血等途径进入而影响胚胎。

最后，还有一个不会直接引起胚胎突变，但和儿童癌症相关的因素是化疗和放疗，一些儿童癌症患者在被治愈的几年后会出现和第一次癌症完全不同的新癌症，这是因为第一次治疗癌症过程中化疗和放疗在杀死癌细胞的同时，不幸地又引起了新的基因突变，孕育了新的癌症种子。因此，找到更好的儿童癌症治疗药物迫在眉睫。

除去重度辐射和儿童癌症关系很明确，其他环境污染和基因突变的关系其实一直都存在争论，主要是这方面的大规模科学研究非常难做，因此虽然大家都猜测有影响，但可靠的数据并不多。纯粹从科学理论上来说，如果某个环境因素能引起致癌物质进入血液，就有可能影响胚胎的基因和发育。从这点来看，水污染比空气污染要危险得多，一方面因为已知的致癌物溶解在水中的能力远超存在于空气颗粒中的能力；另一方面，水里的致癌物通过消化道吸收进入血液，从而到达胚胎的可能性也远大于空气污染中致癌物通过肺部的毛细血管交换进入血液的可能性。中国的癌症村往往都能归结到水污染或者土地污染，总之都还是"病从口入"，而不是"病从肺入"。为了保护宝宝，孕妇和小孩在饮食上应该要非常注意。

说明雾霾和儿童癌症关系不大的另一个证据：儿童几乎不得肺癌。

文献中虽然有儿童肺癌这个说法，但儿童肺癌和成人肺癌显著不同，主要还是先天因素，没有任何证据证明和空气污染乃至任何环境因素有关。

1. 儿童肺癌多数为继发肺癌，也叫转移肺癌（其他部位癌症比如脑、神经、肌肉肿瘤转移到肺部）。转移性肺癌是由于其他儿童癌症导致的，和肺部损伤、空气污染显然没有直接的联系。无论儿童还是成人，真正和空气污染相关的应该是原发肺癌（直接从肺部发生的癌症），而这在儿童里面的发生概率极低。南非一个 250 个床位的大型儿童医院 31 年一共才收了 4 个儿童原发肺癌患者，而 639 个床位的美国得克萨斯州儿童医院在 1982 年到 2007 年的 25 年间也仅有 14 个儿童原发肺癌患者。

2. 儿童原发肺癌不仅少，而且和成人的肺癌有明显不同。我们常说的成人肺癌主要是小细胞肺癌、肺腺癌、肺鳞癌、大细胞肺癌四大类，和吸烟最相关的是肺鳞癌，绝大多数肺鳞癌患者都吸烟，这也是大家猜测和空气污染最直接相关的肺癌类型。可是在我读到的文献中，还没有看到任何一例儿童肺鳞癌，甚至我也没有看到小细胞肺癌、肺腺癌或大细胞肺癌。相反，儿童肺癌中出现过比较多的是胸膜肺母细胞瘤、肺类癌瘤等极度少见的癌症类型。虽然我做了十多年癌症研究，但和大家一样，我以前从未听说过这些癌症类型。通过研究，我发现这些儿童肺癌和其他儿童癌症一样，都明显和先天发育和基因缺陷相关，而不是环境污染的产物。

因此，从目前已有的文献来看，我可以下结论，虽然儿童可能得肺癌，但是原发肺癌极度少见，且都和先天基因突变有关，和儿童外部生活环境包括空气污染应该是没有什么联系的。

中国社会对儿童癌症的忽视非常严重，柴静在纪录片里暗示雾霾和儿童癌症有关系是不严谨的推测，但如果这个纪录片能让更多人开始关注儿童癌症，也算是善莫大焉。

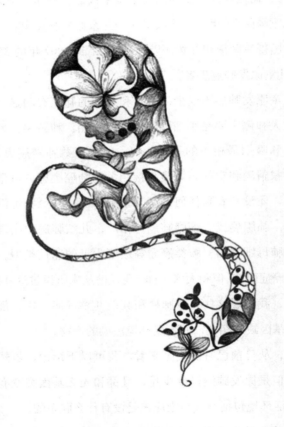

应该给宝宝存脐带血吗

最近几年，生宝宝的父母多半都会听说和考虑过"私人脐带血库"，就是有公司帮忙把新生儿的脐带血收藏着，以后只有这个婴儿或家人有权使用。这个项目费用不菲，不仅有几千上万的脐带血"收集费用"，每年还需要交纳数百乃至上千的"保存费用"。虽然有点贵，但是宣传单看起来实在很有吸引力：

"脐带血可以治疗上百种顽固疾病，包括白血病！"

"天然完美配型，无异体排斥反应！"

"存储脐带血一生只有一次，错过了就再无机会！"

"负责的父母请给宝宝买一份保险！"

这种从科学到感情的360°立体式宣传，让新鲜出炉的父母难以拒绝。我们这代独生子女现在是生育主力，家里三代人，6大1小是标准配置，谁的孩子都是宝中之宝。在环境污染严重、白血病越来越多的今天，一两万块钱就能给宝宝买个"白血病保险"，即使孩子父母不愿意花钱，爷爷奶奶、外公外婆也肯定会果断赞助的。何况现在几万块不也就只能在大城市买个勉强能放下马桶的地儿吗！你是要孩子一生的健康还是要大一点的厕所？

让大家觉得这个靠谱的另一个原因是这并不是中国特色，在发达国家，包括美国和欧洲，都有脐带血保存机构。除去各个国家的"国营"干细胞库，现在世界上有超过200家进行脐带血保存的私营公司，保留着几百万份的私人脐带血样品。公司数量和样品数量显然说明了这是个巨大的市场。既然美国和欧洲也都如火如荼地进行私人脐带血保存，那么这肯定是经过科学论证的，是有用的，对吧！？

世界没有想象的那么简单和美好。

脐带血之所以受到科学家和医生重视，是因为它确实非常有用。

脐带血和骨髓一样，含有大量的造血干细胞，因此可以被用于造血干细胞移植，在临床上可以根治白血病、地中海贫血症等很多严重的疾病。而且，和骨髓移植相比，脐带血有两个巨大优势：

1. 脐带血天然存在，无论你用还是不用，它都在那里。获取脐带血无须单独手术，比找志愿者捐赠骨髓实在要简单太多了。

2. 脐带血配型成功的概率远高于骨髓配型。骨髓里的干细胞配型是 8 位的，移植成功通常需要 8/8 完美配型（8 个位点完全符合），而对脐带血来说，干细胞配型是 6 位的，只需要 5/6 配型（6 个位点只有 5 个符合）。科学研究表明 5/6 配型不完美脐带血和 8/8 完美配型骨髓移植在治疗儿童白血病上成功率几乎一样。

从脐带血进入临床的 20 多年以来，已经有几万人接受了脐带血移植，有很大比例的患者被治愈，因此脐带血的价值不容置疑。但是大家并不知道的真相是，脐带血有价值是因为它能构成一个巨大的干细胞库，这样大家都可以去搜索，寻求有用的配型资源。接受了脐带血移植的几万人里面，99.99% 都是接受的别人的脐带血。因此捐献脐带血对公共脐带血库有着巨大的社会价值，不损己而利人，何乐而不为？

那私人脐带血库的价值呢？

权威的美国血液与骨髓移植学会专门发布过"脐带血使用指南"，里面清楚地表明了科学界和医学界的主流态度：

1. 我们鼓励和提倡所有人尽可能捐献脐带血给公共脐带血库。

2. 根据研究，在小孩出生后 20 年内需要用到自己脐带血的概率极低，仅为 0.0005% ～ 0.04%，因此我们不推荐健康家庭保存私人脐带血。

3. 如果新生儿有兄弟姐妹患有重大疾病，需要干细胞移植，或者新生儿的父母一方患有重大疾病，需要干细胞移植，且基因检测表明婴儿和患病父母配型一致，在上述两种情况下，我们鼓励私人保存脐带血。

简单地说就是大家应该都把脐带血免费捐给公共脐带血库，除非家里已经有患者，不然就不要花私人脐带血库这个冤枉钱。

到目前为止，虽然已经有几百万人私人存储了自己的脐带血，真正使用到自己脐带血的人真称得上凤毛麟角。根据 2008 年对世界上 13 个大型私人脐带血库的调查，虽然它们保存着大概 500000 份脐带血，但是真正被调用过的只有 99 例，这其中还有很多并没有最终进行移植！因此，能用到自己脐带血的可能性极低，几万块钱的价格买这个"保险"，性价比太低了。

你说：我就是有钱，就是这么任性，几万块毛毛雨，性价比低也非要买，你管得着吗？当然管不了，但是还有比性价比低更可怕的事情，就是你花钱其实啥都没买着。对消费者性价比低的东西，对商家来说就是暴利！在脐带血保存这件事情上，已经暴利到了一个可以说是空手套白狼的程度：

假设我开个"菠萝留美博士靠谱脐带血保存公司"，每份私人脐带血保存费收取 1 万元人民币，建立一个 10 万人的脐带血库就有 10 亿收入。其实呢，我没条件，也没兴趣保留这些血，于是我直接把所有拿到的脐带血都丢到垃圾桶里面去了。由于自体脐带血使用概率不到万分之一，那么这个 10 万人的"私人脐带血库"估计一辈子会有不到 10 个人需要脐带血，这时候拿不出来咋办？赔钱呗！我找家属谈判："这件事情走法律程序肯定很慢，你们有患者，等不起吧？！这样，我认错，赔你们 1 千万，庭外和解，私了！你们拿钱去找真正的治疗办法吧。"家属一般耗不起，也确实会缺钱，到了这份上也没什么别的选择，肯定多半会同意。10 个人，每人 1 千万，就是赔 1 亿。

我啥都没保存，收了 10 亿，赔了 1 亿，净赚 9 亿！因为私了，没人会知道这个消息。我仍然是个有信用的、带给所有家庭希望的靠谱脐带血保存公司。即使考虑再拿几亿去医院打通关节和做市场营销，仍然是富得流油、稳赚不赔的"好生意"。写到这里，我不禁在想为啥我还没去开这个公司？！

开个玩笑。我不是学金融的，相信早有精明的商家算出了这个经济账。即使不是空手套白狼，在这样的低风险、高回报的利益驱使下，你真的指望私营公司花精力和时间去好好保存脐带血么？你真的相信它们会在乎那一堆概率大于 99.99% 永远都不会用的东西么？

不管你信不信，反正我是不信。

除去低概率，使用私人脐带血还有几个大的科学问题，公司是不会告诉你的：

1. 对于基因突变导致的血液疾病，比如白血病，突变在怀孕阶段已经发生，因此患者出生时的脐带血里面往往已经包含了突变癌细胞。在这种情况下使用自身的脐带血进行移植，相当于用少量癌细胞去置换大量癌细胞，没有意义，保证 100% 复发。事实上，医学上已知使用自身脐带血治愈白血病成功率极低。

2. 用异体脐带血治疗白血病比用自己的脐带血效果更好。即便脐带血完全健康，治疗白血病的最优供体也并非自身脐带血，而是配型合适的异体脐带血。患者干细胞移植前都需要接受放疗、化疗等来去除全身癌细胞，但这个过程通常不够彻底，会有癌细胞残余。因此干细胞移植的成功不仅需要构建新的造血系统，还要求移植的免疫细胞帮助消除残余的癌细胞。癌细胞之所以能在患者身上生长，就是因为癌细胞进化出了机制来躲避患者自身的免疫细胞，因此患者自己脐带血里的免疫细胞也无法识别癌细胞。相反，异体干细胞植入产生的异体免疫细胞识别并消除残余癌细胞能力很强，这个在科学上有个专门术语叫做移植物抗肿瘤效应（graft versus tumor，GvT），是被大量临床数据证明过的。

3. 脐带血一般只有几十毫升，和骨髓移植动辄几百毫升相比，脐带血里面含有的造血干细胞的数量很少。由于干细胞移植需要的细胞数量和患者体形成正比，脐带血移植正常情况下只能用于婴儿或者几岁的儿童。因此，存脐带血并不是一个长期保险。

4. 脐带血会过期。虽然有案例说明某些超过 10 年的脐带血仍然能够使用，但这是个别现象还是普遍适用并不清楚。现在没有任何数据说明超过 15 年的脐带血还能用。

5. 脐带血的提取、转移和保存都是高技术活，对人员和硬件要求都很高。比如说，只要污染一次，或者液氮没有及时补充，所有细胞就废了，没法再用了。由于利益巨大，很多私人脐带血库都是匆匆上阵，根本就没有资质和条件来保证脐带血的安全和健康。

来个总结陈词吧：

1. 私人脐带血库如此不靠谱，为什么有这么多宣传？

因为太赚钱！

公共脐带血库如此有用，为什么没有听到更多宣传？

因为不赚钱！

2. 所有的新生儿父母，请把脐带血无偿捐给公共脐带血库（希望公共脐带血库能好好保存）。

3. 如果婴儿父母和兄弟姐妹都健康，没有必要花钱私人存储脐带血。

4. 如果家人（尤其是婴儿的姐姐或哥哥）已经得病＋适合干细胞移植＋配型成功，那应该考虑使用并存储自家婴儿脐带血。

5. 社会在发展，科技在进步。我无法预测未来，也许以后脐带血会有更多的实际作用。我的目的是告诉大家事实，如果大家知道后还非要存脐带血我并不阻拦，但请一定要好好查查公司的资质，最好能亲眼看看他们进行细胞分离和存储的地点和条件，华丽的广告和办公室什么用都没有。要不然很可能你宝宝的脐带血早就没法用了，你还在傻乎乎地交着"保管费"呢。

中国需要更多骨髓捐赠

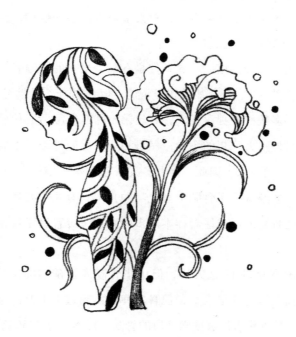

和癌症做斗争不仅仅是科学家和医生的事情，更需要整个社会的关注和支持。我相信很多人都愿意尽一点自己的力量来对抗这个人类的首席杀手。除了捐钱支持研究，还有什么是每个人都能做并且能帮助抗击癌症的呢？

成为骨髓捐赠志愿者是最直接、快速的办法之一。

在 20 世纪六七十年代，在现代抗癌药物出现之前，很多的血液系统癌症：白血病、淋巴癌、骨髓癌等，都已经能够通过骨髓移植被治愈。事实上，直到今天，对大多数血液系统疾病，骨髓移植仍然是唯一的治愈方法。

要进行骨髓移植，前提条件是有配型成功的捐赠者。双胞胎配型成功几率最高，兄弟姐妹也有可能。但在中国，20 世纪 70 年代到现在，大多数都是独生子女，有兄弟姐妹且能配型成功已经几乎不可能。另外和大家想的不同，父母和子女之间骨髓配型成功的概率非常低，几乎为 0。因此，绝大多数患者都必须依赖不认识的志愿者来配型。非亲缘关系骨髓配型成功的几率只有几十万到几百万分之一，因此骨髓库里志愿者样本的多少直接决定着患者找到合适配型的几率。

中国有超过 13 亿人口，但中华骨髓库目前的样本量还不到 2 百万，而美国有 3 亿人口，但骨髓库样本超过 1 千万，加上和欧洲的合作，美国患者能够搜索使用的骨髓库样本超过 2250 万。

有人会问：为什么我们不能直接用美国的骨髓库？因为骨髓配型成功的概率和人种直接相关。也就是说中国患者在中国捐赠者中找到合适配型的概率远远超过从西方国家捐赠者中找到合适配型的概率。美国和欧洲许多国家以白人和黑人为主体的骨髓库，对中国患者的帮助是非常有限的。建立中国人自己的骨髓库，对中国患者的治疗有着决定性意义。由于传统文化束缚，加之社会宣传和教育的严重匮乏，中国人对骨髓捐赠有着天然的恐惧，即使在美国，亚裔登记做骨髓捐赠志愿者的比例也远低于白人。今年年初顶尖的《新英格兰医学杂志》刊登文章：白人找到完美配型的概率是75%，而中国人的概率仅有41%。鉴于中国人数量远大于白人，这种结果很让人伤感。

我对骨髓捐赠有一点亲身经历，因为2012年我加入了美国的骨髓库，刚3个月就成功匹配上了一个患严重地中海贫血症的小女孩。我曾花了不少时间犹豫和学习，最终决定捐献骨髓。我后来在波士顿麻省总医院从头到尾亲身经历了骨髓捐赠体检和准备过程。可惜到手术前一个礼拜患者没能坚持住，让事情戛然而止，这一直是我心中非常大的遗憾。也正是在那个过程中，通过和骨髓库工作人员还有医生、护士的交流，才了解到中国人对骨髓捐赠的热情很低，很多亚裔患者只能冒着风险被迫使用不完美的配型，成功率自然就低了不少。

中国人加入骨髓库的不多，除去观念问题，中华骨髓库的建设也相对落后。美国和中国骨髓库的基本对比见下表。

中美官方骨髓库对照

	中 国	美 国
主要组织	中华骨髓库	National Marrow Donor
网站	http://www.cmdp.com.cn	http://www.bethematch.org
加入方式	在指定地点抽取血液	在家里用棉签刮取口腔上皮，邮寄样品
捐献方式	外周血造血干细胞为主	传统骨髓捐献和外周血造血干细胞都有

可以看出，在中国加入骨髓库要麻烦一些，捐赠者需要去医院抽血。就是这点"小麻烦"阻止了不少人加入中华骨髓库，谁没事愿意去医院挨一针？如果任何人在家里用棉签刮刮口腔就可以留取样本的话，我想很多人是会愿意加入捐赠的。

做任何的公益事业，必须让志愿者或捐赠者感觉到尊重，感觉到自己的付出是有价值的。捐赠骨髓在短期内对身体是有一定损害的，在一两个月内会感到极度疲劳、经常骨痛等。即便如此，我个人还是登记成为了骨髓捐赠志愿者。我希望看到的，不是因为捐献骨髓手术不用付钱，不是骨髓捐赠对自己身体长期来看没有伤害，而是由于我可以用自己短期能忍受的不适，来拯救另一个人的生命！因为这个，我愿意加入这个公益事业。我希望看到的是很多活生生被救活的患者，希望有一天我能和康复后受捐者见面，相拥而泣！（www.bethematch.org 有很多感人的故事。）

登记成为骨髓捐赠志愿者和最后是否捐献无关。事实上加入志愿者库以后，只有不到 1/500 的人最后会有机会捐献。因此，登记成为志愿者，就是拿了一个免费播种希望的机会。即使最后被选中了，仍然有很长的时间可以考虑是否真的捐献，只要在患者化疗清髓前退出，我觉得社会都应该理解，志愿者也不用有任何的心理负担。但我想强调一下，"清髓"这个时间点非常重要，因为在这之前，即使没有骨髓输入，患者也会保持原样，但在这之后，没有骨髓输入，患者就会很快去世。以前看过一些报道，说有志愿者一直同意捐献，但是在患者清髓后突然拒捐，这个是非常不道德的，绝不能这么干。一方面我们要对退出的志愿者有更多的宽容，另一方面，志愿者也要尽量早做决定，不要犹豫不决。

除了母亲，人一辈子能给别人一次生命的机会不多。我衷心希望更多的人能加入到骨髓捐献志愿者的行列中，让更多血液病患者看到希望。也许一辈子都不会有患者需要你，也许你因为种种因素最后不能捐献，也许像我一样最后不再被需要。但是至少在最开始播下一个希望的种子，给自己的生活多一份期待，也给别人多一些希望。

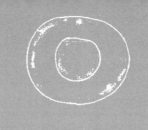

癌症治疗，现在和未来

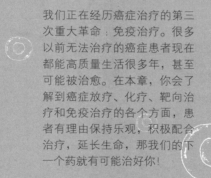

我们正在经历癌症治疗的第三次重大革命：免疫治疗。很多以前无法治疗的癌症患者现在都能高质量生活很多年，甚至可能被治愈。在本章，你会了解到癌症放疗、化疗、靶向治疗和免疫治疗的各个方面，患者有理由保持乐观，积极配合治疗，延长生命，那我们的下一个药就有可能治好你！

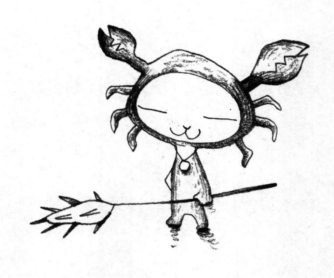

癌症治疗最大的困难：抗药性

在过去的几十年，人类投入了大量的人力、物力和财力来和癌症作战，我们对癌症的认识有了长足的进步，一系列新的抗癌药物已经上市，几千种新的药物正在进行临床实验。靶向治疗药物正在逐步取代毒性很强的化疗药物，而新一代的癌症免疫治疗药物更是给晚期癌症患者带来了很大的希望。对很多癌症，如肺癌、皮肤癌、前列腺癌、乳腺癌等，现在都有了更有效的治疗手段。例如罗氏公司 2011 年上市的药物威罗菲尼（Vemurafenib），对部分恶性黑色素瘤患者有非常明显的效果，有些患者的癌症消失到了无法检测的程度，他们的身体也几乎恢复到了生病前的状态。考虑到恶性黑色素瘤患者的生存时间往往以天计算，这类新型药物的作用可以说是革命性的。

可惜，在医生和患者欢呼雀跃的时候，新的数据给大家泼了一盆冷水：在看起来似乎治愈了的患者身上，仅仅两个月以后，肿瘤又回来了。而且这次，威罗菲尼片不再有效，复发的癌症比以前的更加凶猛，很快就夺走了患者的生命。

这就是人类和癌症做斗争中所面临的最残酷的现实和挑战：抗药性和变异性。很多的抗癌药物在一开始都对患者有很不错的效果，但对延长患者寿命却没什么突破，就是因为复发很难控制。我们对癌症的治疗之所以效果有限，很大程度上是因为我们还不完全知道癌症如何产生抗药性，不知道为什么产生抗药性的癌症进化得越来越快，不知道抗药性的种类是有限的还是无限的，等等。

　　过去几十年，人类在和癌症的对抗中取得了很大成果，肯定不是完全失败，但是由于生物学基础知识的匮乏，目前的很多研究还很初级。就像我们想制造火箭，但是现在却还没有相对论。生物学和医学都需要更多的突破，这需要各个学科的专家协同作战，我们离最终攻克癌症还有很长的路要走。

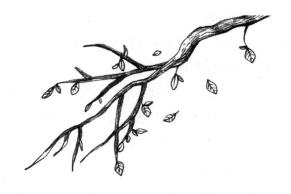

放疗，杀敌一千，自损 X 百

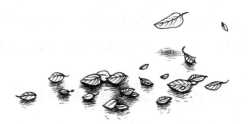

放疗作为癌症治疗的辅助手段已经有相当长的历史了，甚至可以追溯到伦琴发现 X 射线。近年来，除去传统放疗，质子放疗、重离子放疗、中子放疗等新兴名词也进入了人们的视野。

在这里先区分一下容易混淆的两个概念，化疗和放疗。化疗是指使用具有抗癌功效的化学药物进行的癌症治疗手段。而放疗是指直接利用高能量射线，也叫辐射或高能量粒子打击杀死癌症细胞的治疗手段。两者在原理上面没有什么联系，但为什么人们常常混淆这两个概念，我想除了它们是现在癌症治疗的主流手段以外，也因为两者都会对自身产生不小的伤害。化疗和放疗就是杀敌一千，自损 × （若干）百。至于 × 具体是多少，就只能具体问题具体分析了。

为什么放疗也会对自身产生不小的伤害？

放疗的本质是一团高能粒子直接轰击肿瘤细胞，它会直接破坏细胞的 DNA，或者通过电离产生自由基，从而造成肿瘤细胞死亡。但是，这样的攻击对癌细胞和正常细胞是无差别的，我们实在不能指望长度是一个细胞的十亿分之一的一团粒子，能区分出癌变细胞和正常细胞。这说的还是体积硕大的质子，如果是常用的光子则根本没有真正的体积。所以，放疗会对肿瘤细胞和自身的健康细胞造成无差别杀伤。

幸运的是，肿瘤细胞对 DNA 破坏通常更加敏感，一方面因为细胞生长越快，对 DNA 破坏越敏感；另一方面，肿瘤细胞 DNA 修复能力通常没有正常细胞强。由于这两个主要原因，进行分期疗程式的放疗，可以给予正常细胞足够的恢复时间，同时永久性地杀伤肿瘤细胞。这就是为什么每次放疗之后前几天人体非常难受，但之后正常细胞慢慢修复，人体也慢慢恢复精气神的原因。

更幸运的是，人类很聪明，已经能熟练地运用电磁技术和机械技术等控制粒子的能量和照射路径，从而使辐射的能量尽量多地释放到肿瘤细胞那里去。衡量辐射量的多少有一个专门的名词叫剂量。现在成熟的 X 射线或伽马刀能 360°地照射人体且比较精准地控制能量和定位肿瘤，可以尽量降低正常细胞吸收的剂量，同时积累肿瘤细胞内的剂量，从而减轻患者的痛苦，提高治疗的功效。

还要幸运的是，除了 X 线和伽马射线，我们还有质子和重离子。放疗常用的 X 射线和伽马射线的光子基本没有质量，在跟其他物体"碰撞"的时候，容易改变方向和释放能量，所以它们到达肿瘤细胞之前一路都在杀伤正常细胞，到了癌细胞的时候能量已经降低了很多。而质子要重很多,在照射到人体上时,刚开始能量很高,它可以"坚持"走自己的路，只沿途释放很少的能量，只是在最后到达肿瘤时，把能量一股脑儿地释放出来，这在物理上叫做布拉格峰。所以，质子放疗每次剂量可以更多，而相对损伤更小。

从物理学的角度来说，质子治疗的优势是显而易见的，简单地说，质子或重离子治疗的时候，"自损 × 百"的 × 要比一般放疗的 × 小不少。所以质子治疗被推荐用于治疗周围有重要、敏感器官的肿瘤，或者更需要避免正常器官损伤的儿童癌症。

虽然质子（或重离子）更准、更快、更健康,但是,也更贵！很贵！相当贵！

还是因为重量的原因，把质子加速到具有打击相应肿瘤的能量需要的加速器要大得多，复杂得多，需要的能量多得多，之后的控制磁路照射设备也复杂得多，各种相应的基础建设等要贵上几个数量级。正因如此，目前能提供质子治疗或者重离子治疗的医院或治疗中心很少，全世界正运行的大概有 50 个。大家有兴趣可以查看一下现有的治疗中心，有的中心是挂靠在国家实验室的，即直接使用国家实验室的质子或重离子加速器，如兰州近代物理研究所、PSI、CERN 等，这也侧面体现了重离子加速器的庞大复杂。

还要谨记的是，每个人对同样的辐射的承受能力和反应不同，因此自损 "×" 也是不同的。理论上来说，加强锻炼对提高抵抗力和减少 × 是挺有用的。同时也必须强调，无论如何进步，我们是不可能把放疗 × 减为 0 的，因为在治疗过程本身，由于人体自身不停息的运动（比如呼吸、心跳，甚至内急等），都会移动肿瘤的具体位置，从而不可避免地让粒子打击产生偏差，使人体健康细胞受到伤害。总的来说，我们对放疗所要做的，也只能是 "遵医嘱"。当然时代在前进，技术在进步，现在有一大批人，搞技术的、搞市场的、搞医保政策的，都在致力于推广新的放疗方法。让我们共同期待 "×" 越来越小吧。

最后提一句，文中提及的放疗说的都是外照射。还有一种吸入放射源到肿瘤附近，直接照射肿瘤的内照射。两者有治疗部位和治疗剂量的区别，暂未纳入讨论。

（本文由张洁熹提供）

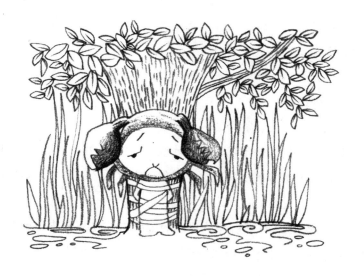

抗癌药物的三次革命

这两年抗癌研究中最令人振奋的消息是"癌症免疫疗法"在临床上的成功，一时间从医生、科学家到患者和媒体大众都很兴奋。"免疫疗法"被各大顶级学术杂志评为 2013 年最佳科学突破！《科学》杂志给予评论："今年是癌症治疗的一个重大转折点，因为人们长期以来尝试激活患者自身免疫系统来治疗癌症的努力终于取得了成功！"

在过去的 20 年，也有很多别的抗癌新药，为什么大家对"免疫疗法"特别推崇？

因为这是一次革命！

免疫疗法的成功不仅革命性地改变了癌症治疗的效果，而且会革命性地改变治疗癌症的理念。现代西方抗癌药物的发展到目前为止出现了三次大的革命：

第一次是 1940 年后开始出现的细胞毒性化疗药物，现在绝大多数临床使用的化疗药物都属于这一类。常用的化疗药物有几十种，机制各有不同，但是无论机制如何，它们的统一作用都是杀死快速分裂的细胞，因此对治疗癌症有不错的效果。但是和放疗一样，化疗药物的死穴是它们本身并不能区分恶性细胞还是正常细胞，因此化疗药物在杀死癌细胞的同时也会杀死大量人体正常的需要分裂的干细胞，这就是为什么化疗对细胞生长比较旺盛的骨髓细胞、肝细胞、肠胃表皮细胞等都有非常严重的副作用。临床上化疗药物的使用剂量必须受到严格控制：药物太少不能起到杀死癌细胞的作用，药物太多会产生过于严重的副作用，对患者造成"不可逆伤害"，甚至死亡。

药物开发中有个专业名词叫"治疗指数"（therapeutic index），

描述的是能产生治疗效果需要的剂量和产生不可逆副作用的剂量之间的差异。治疗指数越大，说明药物越特异、越好。一般的化疗药物的治疗指数都不是很大，需要严格控制，而相反抗生素由于对人体正常细胞没有什么影响，因此治疗指数就很大。

抗癌药物的第二次革命是从20世纪90年代开始研究，到2000年后在临床上开始使用的"靶向治疗"。由于普通化疗的治疗指数低，副作用强，科学家一直在寻找能特异性杀死癌症细胞而不影响正常细胞的治疗手段。20世纪70年代致癌基因的发现使这个想法成为了可能，因为很多致癌基因在正常细胞里都不存在！科学家开始尝试开发特异的药物来抑制癌症独有的致癌基因，理论上这类药物可以选择性杀死癌细胞，而不影响正常细胞。第一个真正意义上针对癌症突变的特异靶向药物是2001年上市的用于治疗BCR-ABL突变慢性白血病的格列卫（Gleevec）。这个药物的横空出世，让BCR-ABL突变慢性白血病患者5年存活率从30%一跃到了近90%。第二次革命出现了！

格列卫这类靶向药物之所以比普通化疗药物好，就是因为它对正常组织的毒性小，"治疗指数"比较高，患者可以接受比较高剂量的药物而不必担心严重副作用，因此癌细胞可以杀得比较彻底。目前药厂研发的多数新药都是靶向治疗药物，在未来10年，应该会有几十种新的靶向药物上市。

第三次革命就是我们正在经历的癌症免疫疗法的成功！

免疫疗法，相对于传统化疗或靶向治疗有一个本质区别："免疫疗法"针对的是免疫细胞，而不是癌症细胞。

以往，无论手术、化疗还是放疗，我们的目标都是直接去除或杀死癌细胞。我们慢慢发现这个策略至少有 3 个大问题：①化疗、放疗都是"杀敌一千，自损 × 百"的勾当，在杀死癌细胞的同时都极大伤害患者身体，包括大大降低免疫抵抗力；②每个患者的癌细胞都不一样，所以绝大多数抗癌药，尤其是新一代的靶向药物，都只对很小一部分患者有效；③癌细胞进化很快，所以很容易出现抗药性，导致癌症复发率很高。

"免疫疗法"的靶点是正常免疫细胞，目标是激活人体自身的免疫系统来治疗癌症。因此相对上面3点传统治疗中的缺陷，"免疫疗法"在理论上有巨大优势：①它不损伤反而增强免疫系统；②免疫系统被激活后理论上可以治疗多种癌症，因此对更多患者会有效；③免疫系统的强大可以抑制癌细胞进化出抗药性，降低癌症复发率。

2011 年，第一个真正意义上的癌症免疫药物易普利姆玛（ipilimumab，也叫 Yervoy）上市。但它的上市并没有在市场上掀起太大波澜，因为它虽然增加了一些患者的生存时间，但很多患者对它没有反应，而且它的副作用比较厉害，看起来不像是一个革命性的药物。直到 2013 年，真正让世界兴奋的免疫药物终于横空出世！施贵宝的 Opdivo 和默沙东的 Keytruda 先后发布了令人震惊的临床效果：在癌症已经转移，并且所有已有治疗方案都失效的黑色素癌晚期患者身上，这两个药物让 60% 以上的患者肿瘤减小乃至消失了超过 2 年！要知道，这些患者平时的生存时间只能以周计算。以前任何一个有效的化疗或者靶向治疗药物的目标都是延长几个月的生存时间，而现在免疫药物让 60% 以上的患者活了超过 2 年！

这就是第三次革命！

目前这两个明星药物已经在欧美、日本等国家批准上市，用于治疗黑色素瘤和部分肺癌。同时还把它们在其他癌症种类中测试，早期临床已经出现了一些让人欣喜的结果，衷心希望能尽快把它们用到更多的癌症患者身上。现在各大药厂和政府纷纷从观望状态转变为全身心投入免疫治疗研究，在更多的人力、物力和政策支持下，我们有理由对找到更多、更好的免疫治疗药物保持乐观。

　　整个世界都在拭目以待。

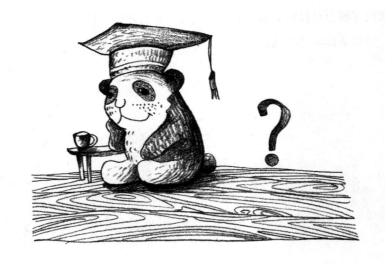

质子治疗是治癌神器吗

2015 年上海质子重离子医院正式开业，一时间关于质子治疗癌症的报道也铺天盖地而来，这个最新的"治癌神器"牵动着国内广大肿瘤患者的心，据报道，开业首日，凌晨一两点就有患者在院外排队等候，仅一个上午就有 230 人次通过电话进行预约咨询。

从 2014 年上海质子重离子医院建成之初，我就陆续接到很多患者及家属的咨询电话，很多癌症患者以为抓住了治愈的最后一根救命稻草。但现实依旧骨感，质子治疗并不是包治百病的"神"一般的存在，而是一种放疗技术的进步，大家应该正确对待，下面就大家关注的几点问题做些解答。

1. "治癌神器"究竟为何方神圣

质子放疗也有人叫"质子线治疗"、"质子刀"，与之前的"伽马刀"、"TOMO 刀"一样，这并不是真正意义上的"刀"，实则为一种放疗的形式。质子或重离子都称为"粒子治疗"，顾名思义就是利用中性不带电荷的粒子（比如中子）或者是带电粒子（例如质子和碳离子）进入人体，释放能量杀伤肿瘤细胞，目前临床治疗应用较多的是质子及碳离子。

2. 既然都是放疗，那到底比现在的放疗好在哪里呢

说到癌症治疗，大家都希望的癌症最佳治疗方式就是用一种方法清除体内所有癌细胞，而不伤害到正常细胞"一兵一卒"。在放疗界，大家一直追求让射线更多照射肿瘤，而更少照射到正常组织上。很重要的一点就是射线的选择。

物理学上简单来说，质子治疗比起普通放疗（X 射线）的优势在于"布拉格峰（Bragg peak）"现象。由下图可见，传统的 X 射线从进入人体表面开始，穿过正常组织到达肿瘤前整个过程都在释放辐射能量，能量从进入人体开始即呈指数下降，且在穿过肿瘤组织后，还有能量继续释放。而质子和重离子则可以在到达肿瘤部位才释放出最大能量，同时在经过肿瘤后几乎没有能量射出，这就是"布拉格峰"。因此，质子射线能够将放射能量精确分布在肿瘤上而对周围正常组织、器官大大减少照射。

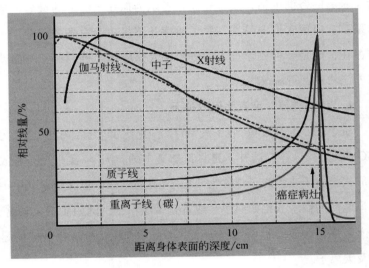

不同射线在人体不同深度的能量分布

质子治疗有点像"定向爆破"，能够精确投射定向导弹（质子）到指定肿瘤部位,达到杀死肿瘤的目的。传统的 X 射线虽然也能"爆破"肿瘤，但是在穿过人体时大部分就被挡在了皮肤上，而且一路上炸药就在不断爆炸，等到了肿瘤部位的时候，弹药所剩已经不多了，而且在穿过肿瘤后，还在继续爆炸，典型的"大杀器"，伤敌一千同时还得自损 × 百。

3. 质子治疗具体对肿瘤患者有何好处呢

放疗有风险和副作用，尤其是在一些重要的器官如心、脑、肺、胃肠等周围的肿瘤，一旦这些器官受到照射剂量达到一定程度，就可能产生一些放射副作用，有些是短期可逆的，有些则是长期不可逆的，最常见的如放射性皮炎、放射性肺炎、心肌缺血、胃肠反应、认知功能受损、视力及听力受损等，轻者影响生活质量，重者可能影响患者治疗过程从而影响治疗效果。

接受质子射线放疗的患者，由于周围正常组织、器官受到的射线照射明显低于 X 射线放疗，理论上可以明显降低由于放射造成的近远期副作用。

在儿童癌症治疗中，质子放疗的优势尤其受到关注。一方面儿童组织对射线更加敏感，另一方面很多儿童治疗后都有较长的生存期，因此远期的生活、生存质量非常重要。质子治疗可以减少儿童正常组织器官所受放射剂量，降低诸如胃肠道反应、肺炎、心脏疾病等的发生风险，还能减少脑照射对视力、听力、智力及生长发育的影响。质子放疗还可以减少继发性肿瘤的风险：由于正常组织在放疗中受到辐射破坏，接受过放疗的儿童一生中再次发生新肿瘤的风险显著高于正常儿童，所以减少对正常组织的照射非常重要。美国麻省总医院曾做过一个回顾研究报道，对 1973 年至 2001 年接受质子线放疗和普通光子放疗的患者进行了对比。接受质子线治疗的患者，继发肿瘤的发病率为 5.2%，而接受普通放疗的发病率为 7.5%，虽然质子治疗不能完全避免继发癌症，但有统计学上的差异。

4. 质子治疗安全吗

安全。质子治疗安全性是早就得到验证的，不然也不会通过

FDA 批准。当然，这里指的是治疗级的安全，不是食品级的安全。和所有癌症治疗一样，质子治疗会对身体有一些伤害。

和有些媒体鼓吹的不同，质子治疗并不是什么新发明，已经有很多人接受了质子治疗。质子治疗在 1946 年被提出，第一个患者在 1958 年就在美国劳伦斯伯克利国家实验室接受了治疗。1990 年，Loma Linda 大学质子中心作为全球医学治疗中心开始收治患者。目前全球所有的质子重离子治疗中心共 54 家，美国最多。接受质子治疗的人数超过了 10 万，到目前为止还没有出现安全问题。

5. 究竟质子治疗疗效如何，是不是就能完全治愈肿瘤了

这个不是电线杆广告那么完全无痛包治愈。质子治疗不可能这么神奇，针对不同的情况还得单独讨论。理论上质子治疗比放疗确实有很大优势，但可惜目前并没有质子放疗与普通放疗疗效比较的大规模临床随机对照试验数据。

目前公布的有限数据显示，质子治疗至少在前列腺癌的控制上可能具有优势。纪念斯隆凯特琳癌症中心的报道显示，不同危险组患者（211 例）接受质子放疗后肿瘤 5 年控制率优于放疗（低危组 99% vs 97%，中危组 99% vs 85%，高危组 76% vs 67%）。在头颈部肿瘤治疗中，接受质子治疗的患者 5 年疾病控制率也明显高于放疗。

质子治疗的主要优势在于：相对普通放疗，精准度更高，治疗毒性、副作用更小，在部分肿瘤患者中可能提升肿瘤控制。但光靠它并不能治愈肿瘤。

6. 既然放疗能够控制肿瘤，是不是就不需要其他治疗了

当然不是，就因为质子治疗过于精确，且难免被照射到的肿瘤也有杀不死的情况。一部分肿瘤确实可以仅通过质子放疗达到很好的控制效果。但还有一些情况，肿瘤可能已经早就有个别细胞跑到了人体别的地方定居（临床叫"微转移"），但用目前的手段却检查不出来。这些残党余孽就需要配合其他治疗进行进一步的杀灭，以达到更好的控制效果。所以有些肿瘤根据患者肿瘤类型及分期等情况还是需要联合其他治疗如化疗、靶向治疗、免疫治疗等治疗手段。

7. 质子治疗性价比如何

质子治疗就是一个字，贵！

有报道说上海质子重离子医院的一个疗程治疗费用为 27.8 万元人民币，美国的质子治疗费用为 11 万 ~14 万美元（70 万 ~90 万人民币），在日本和欧洲稍便宜。质子治疗相比普通放疗贵很多，原因主要来源于建设成本。安装质子及重离子射线的巨大加速器及其他传送发射装置动辄需要 10 多亿人民币的成本，还不包括中心基建及后期维护成本。未来更多质子中心建立后，建设成本可能会下降，治疗费用可能会降低，另外就是等待未来医疗保险改革了。

质子治疗相对效果好，但非常贵，因此它的性价比存在争议。很多人做过经济学效益分析，比如瑞典有报道，同样是治疗儿童髓母细胞瘤，质子治疗初期费用是普通放疗的 2.5 倍（10217.9 欧元 vs 4239.1 欧元），但是后期用于治疗、放疗相关后遗症费用中，普通放疗是质子治疗的 8 倍（4231.8 欧元 vs 33857.1 欧元），最终总费用普通放疗是质子治疗的 2 倍以上，所以性价比这件事还是见仁见智吧(不要问我为什么瑞典质子费用这么低，才 10 万人民币都不到，我只能猜瑞典福利好)。

8. 哪些肿瘤适合质子治疗

身体各部位很多肿瘤都可以考虑用质子治疗，但必须是局限性的肿瘤，即没有发生扩散、转移的肿瘤，然后是毗邻重要脏器和组织部位的肿瘤。

质子治疗适合那些因年纪大、身体弱，或由于合并疾病，或肿瘤位置靠近重要脏器（比如头颈部癌症、腹膜后癌症）等手术困难的患者。

质子治疗也很适合儿童中枢神经系统肿瘤的治疗，尤其是无法手术切除的中枢神经系统的肿瘤。儿童中枢神经系统照射对正常神经会造成辐射伤害，引起的近期及远期毒副作用确实不容小觑，这可能是质子治疗值得期待的显著优势，不少人认为质子治疗从儿童放射治疗伦理上更易被人接受。

9. 什么肿瘤不适合质子治疗

质子治疗主要针对局限性病变，并非适合所有肿瘤患者。目前上海质子重离子医院暂不适合收治的疾病举例：

• 晚期肿瘤患者（多发转移、肿瘤终末期患者等）；

• 血液系统肿瘤（白血病、多发性骨髓瘤等）；

• 同一部位肿瘤已接受过 2 次及以上放射治疗的患者；

• 已进行放射性粒子植入治疗的患者；

• 目前空腔脏器肿瘤（食管癌、胃癌、结 / 直肠癌等）暂不进行质子重离子治疗；

• 无法较长时间保持俯卧或仰卧等体位的患者；

• 病理未确诊的患者；

• 14 岁以下儿童肿瘤患者（儿童癌症很多适合质子治疗，但目前上海还暂不接收，主要因为儿童患者的质子放疗涉及的计划以及麻醉更加复杂，国内暂无经验，如果儿童患者有这个需求，目前只能求助于海外）。

综上所述，质子治疗并非"治癌神器"，而是一种放疗技术的革新和进步，确实对一些肿瘤患者的治疗具有比较好的效果，能够降低副作用，但是否适合质子治疗需要结合患者个人的情况，由专业人士提供建议。

（本文由王昆提供）

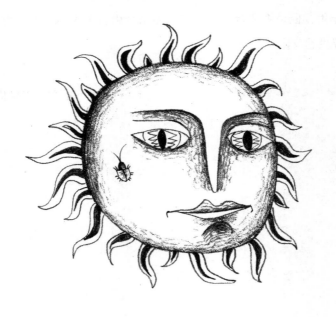

负负得正，免疫检验点抑制剂

随着癌症治疗方法的革命，在过去几年，很多患者和家属都学到了一个新词"靶向治疗"。在最近，大家肯定又会学到一个新词"免疫检验点抑制剂"。这类药物就是目前最火爆的癌症免疫疗法中使用的药物。比起化疗和很多靶向药物，免疫检验点抑制剂毒副作用更小，是很多患者的福音。由于它们目前在临床上显示出的高效和低毒性，相信未来 10 年，"手术 + 放疗 + 化疗 + 免疫检验点抑制剂"或者"手术 + 放疗 + 靶向药物 + 免疫检验点抑制剂"将成为多数肿瘤的主流治疗方式。

什么是"免疫检验点"？它和癌症有什么关系？为什么"免疫检验点抑制剂"能治疗甚至治愈晚期癌症？

"免疫检验点"是英文 immune checkpoint 的主流翻译，有点拗口，我不是很喜欢。对大众来说，免疫检验点可以简单地理解成一个免疫反应的关卡，就像公路检查站一样，告诉免疫系统应该继续攻击目标还是应该下班休息。免疫检验点是人体自然存在的控制免疫反应的重要临界点，同时有很多激活和抑制的机制在这里进行较量。如果最终激活机制占了上风，通过免疫检验点这个关卡，免疫反应就被激活，开始活跃地进行各种清除病原体或者自身变异细胞的活动，以维持正常的机体健康。但是如果抑制机制占了上风，免疫反应就不会被激发。癌细胞为了躲避免疫系统的攻击，会使用各种方法使免疫反应在检验点被控制，告诉免疫系统："这里没事，都是自己人，大家回去睡觉吧！"这种调控免疫检验点的能力并不是癌细胞进化出的特有功能，只是被它窃取并放大了人体的一个正常功能。

为什么人体会进化出免疫检验点？

当然不是来等着被癌细胞利用，而是因为免疫检验点对正常身体功能至关重要。免疫检验点可以阻止免疫细胞错误地攻击不该攻击的人体自身细胞。如果你读过网络爱情小说《第一次亲密接触》，应该会对夺走了"轻舞飞扬"的生命和无数宅男幻想的红斑狼疮有深刻印象。红斑狼疮属于自身免疫疾病，主要出现在15~40岁的年轻女性身上，是一类严重而且目前没有根治药物的疾病。它们发生的根本原因就是患者的免疫细胞疯狂攻击自身组织，引起皮肤等组织的过度炎症，同时杀死很多不应该清除的功能细胞。幸运的是，这类疾病在人群中很少见，其主要原因就是免疫检验点的存在。如果通过基因工程把控制免疫检验点的基因从小老鼠上去除，小老鼠就会得像红斑狼疮一样的自身免疫疾病。

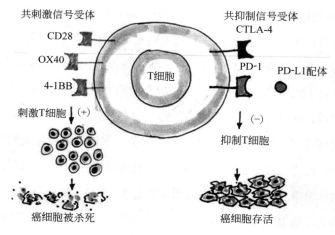

图1　免疫检验点共信号机制

中国文化讲究阴阳平衡，这点用在生物学特别有道理。生物体的所有系统都是一个通过复杂正反馈和负反馈形成的平衡。很多正信号和负信号一起作用，来保证免疫系统处在理想的活性水平。免疫系统能帮助人体对抗细菌、病毒，但是过犹不及，如果被过度激活，就会开始攻击自身细胞，产生灾难性后果。如果把免疫系统比作一辆汽车，激活正信号就是油门，抑制负信号就像刹车，开车没有刹车后果肯定是悲剧的。

癌细胞为了避免被免疫系统清除，一般都高度启动负信号以抑制免疫反应通过免疫检验点，相当于一直把刹车踩到底，可能还同时拉起了手刹，启动电子刹车，给轮胎垫压了几个砖头，这种情况下车子肯定一动不动，所以免疫系统对癌细胞往往毫无反应、视而不见。

理解了这一点，你就会知道为什么国内前几年流行的所谓"免疫疗法"，比如 CIK 或 DC-CIK 之类效果是很差的。向患者大量输入免疫细胞，如同给汽车加油或者猛踩油门，想让汽车跑起来。听起来似乎应该是有用的，但事实上因为汽车的刹车被锁死了，任凭你加多少油，如何拼命踩油门，车都不会动的。

"免疫检验点抑制剂"就是专门松开这种刹车的一类新型抗癌药物。它们通过抑制癌症细胞对免疫系统的抑制，负负得正，因而能重新开启人体自身的免疫系统来对抗癌症。和自然进化比起来，人类智慧是无比渺小的，人自身的免疫系统比我们历史上开发出的任何抗癌药物都要强大得多。目前看来，在临床治疗上，免疫细胞杀死癌细胞的效果也显著强于任何化疗、放疗或靶向药物。

虽然理论上"免疫检验点抑制剂"单独作为药物就可以杀灭癌症，临床上也有一些成功的案例，但是我认为多数时候还是需要加上放疗、化疗或者靶向药物，因为这些药物能快速杀死部分癌症细胞，死掉的癌细胞能进一步激活免疫细胞，相当于踩了一脚油门。一面用免疫疗法松刹车，一面用化疗、放疗踩油门，这样才能全面开启免疫系统，更高速、有效地从癌症上面碾过！

现在临床上患者使用的 3 种"免疫检验点抑制剂"分别是 PD1 抑制剂、PD-L1 抑制剂和 CTLA4 抑制剂，它们或已在美国、日本上市，或在临床已经显示出非常好的效果，很快会上市。除了这 3 个，还有很多新的抑制剂在研究或临床实验中。从目前公布的临床实验结果来看，"免疫检验点抑制剂"对皮肤癌、肺癌、乳腺癌、肾癌，前列腺癌等展现了让人欣喜的结果，而且对部分癌症已经转移的患者效果也非常明显，有些本来只能存活几个月的患者，已经健康地活了 2~3 年。目前比较让人失望的是它们对胰腺癌、胆管癌、脑瘤等预后不佳的癌种依然几乎没有作用，现有的"免疫检验点抑制剂"为什么对不同癌症治疗效果非常不同是科学家们研究的主要方向之一。希望能有更多的新免疫疗法进入临床，让所有的患者都能有药可用。

是药三分毒，和任何药物一样，"免疫检验点抑制剂"也是有副作用的，虽然普遍比传统化疗和靶向治疗要轻。根据我前面讲的，你或许已经猜到了，"免疫检验点抑制剂"的主要副作用就是刹车松得太厉害，让免疫系统过于活跃，不仅攻击癌细胞，同时也开始攻击一些自身细胞，产生暂时的"自身免疫疾病"。但万幸这些都是可控、可逆的，停药后一般会消失。比起有些化疗甚至靶向药物的强烈副作用，比如持续腹泻、强烈厌食、骨髓抑制等，免疫疗法还是要温和多了。

在这个时代做抗癌药物研究是很幸福的，因为我们在短短几年时间之内就看到了很多能改变患者命运的新药物出现，但是大家还要一起继续努力，即使不能治愈所有癌症，如果能让癌细胞和人体长期共存，让癌症变成和糖尿病一样的慢性疾病，也算极大的成功了。

CAR-T，治愈癌症新武器

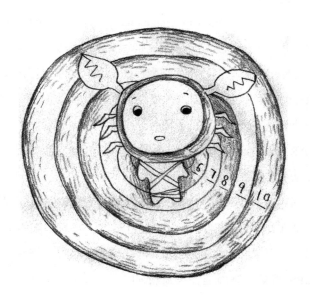

2014 年 6 月，只有 19 名员工的 KITE 生物技术公司在美国纳斯达克上市，一天之内狂揽 1 亿 3 千万美金！仅仅过了两个月，同样不到 20 人的 JUNO 生物技术公司对外宣布，成功地一次性融资 1 亿 3 千万美金，这样 JUNO 一年之内已经融资超过 3 亿！

这两个小公司没有任何收入，没有一个上市的药物，凭什么如此受投资人的欢迎，而纷纷向它们送钱？因为它们掌握了一项技术，一项叫 CAR-T 的技术，一项也许能治愈癌症的技术。

什么是 CAR-T？

CAR-T，全称是 chimeric antigen receptor T-cell immunotherapy，即嵌合抗原受体 T 细胞免疫疗法。这是一个出现了很多年，但是近几年才被改良使用到临床上的新型细胞疗法。和其他免疫疗法类似，它的基本原理就是利用患者自身的免疫细胞来清除癌细胞，但是不同的是，这是一种细胞疗法，而不是一种药。

CAR-T 治疗简单来说分为 5 步：

1. 从癌症患者自己身上分离免疫 T 细胞。

2. 利用基因工程技术给 T 细胞加入一个能识别肿瘤细胞，并且同时激活 T 细胞杀死肿瘤细胞的嵌合抗体，普通 T 细胞立马华丽变身为高大上的 CAR-T 细胞。它不再是一个普通的 T 细胞，它是一个带着 GPS[1] 导航，随时准备找到癌细胞，并发动自杀性袭击，与之同归于尽的"恐怖分子"T 细胞！

3. 体外培养，大量扩增 CAR-T 细胞，一般一个患者需要几十亿，乃至上百亿个 CAR-T 细胞，往往患者体形越大，需要的细胞越多。

---

1 GPS: global positioning system. 全球定位系统。

4. 把扩增好的 CAR-T 细胞输回患者体内。

5. 严密监护患者，尤其是控制前几天身体的剧烈反应（原因后面会解释），然后就搞定收工。

当然这是非常简单化的说法，事实上 CAR-T 疗法每一步都有很多的问题，技术门槛非常高，这也是为什么掌握了这些技术的小公司如此受大家追捧。

以往开发抗癌药物，包括最新的靶向药物，成功的目标都是"延长患者寿命"、"提高患者生活质量"、"把癌症控制成像糖尿病一样的慢性疾病"，描述抗癌药物有效性的指标是"1 年存活率"、"5 年存活率"等。比如我前面提到的抗癌药第二次革命的领军代表格列维克（Gleevec），它让 BCR-ABL 突变慢性白血病患者"5 年存活率"从 30% 一跃到了 89%。这是个惊人的数字和进步。但是大家也要注意到，这并不是说 89% 的患者被治愈了，只是说 89% 的患者活了超过 5 年。我前面没有告诉你的是这 5 年中这 89% 的患者不少还能检测到癌细胞，只是被控制住了没有暴发，我也没有告诉你很多患者停药以后，癌症又会复发。因此，在以往，药厂、政府、医生，没有任何人会不切实际地提出把"治愈癌症"作为目标。

直到 CAR-T 出现！

最早接受 CAR-T 治疗的是 30 位白血病患者。他们并不是普通的白血病患者，而是已经尝试了各种可能的治疗方法，包括化疗、靶向治疗，其中 15 位甚至进行了骨髓移植，但是不幸都失败了。通常情况下，他们的生存时间不可能超过半年。按中国的说法，死马当活马医，于是他们成了第一批吃 CAR-T 这个螃蟹的人。

结果这批吃螃蟹的人震惊了世界：27 位患者的癌细胞在治疗后

完全消失！20 位患者在半年以后复查，体内仍然没有发现任何癌细胞！最开始治疗的一个小女孩，现在已经存活 6 年多了，复查体内仍然没有任何癌细胞！这个小女孩叫 Emily Whitehead，非常活泼、漂亮，已经成了 CAR-T 疗法代言人，她开设有专门网站介绍和癌症抗争的点点滴滴：http://emilywhitehead.com/。

如果世界有奇迹，这就是奇迹。你能想象这个小女孩的父母，亲眼看着她在死亡的边缘被救回，恢复到完全健康的、活蹦乱跳的样子，心情是什么样的吗？我们太需要这样的惊喜、这样的奇迹，来鼓舞无数人迎难而上，继续和癌症作斗争。

我们真的治愈癌症了吗？！

由于 CAR-T 在临床使用才几年时间，它是不是能彻底治愈癌症，现在下结论还为时太早，但是至少它的早期成功是无可置疑、前无来者的。我们应该耐心等待，并继续改良这个技术，绝对有理由继续期待 CAR-T 带来更多的好消息。

CAR-T 也不是完美的，患者接受 CAR-T 疗法有一个巨大的临床风险：细胞因子风暴，也叫细胞因子释放综合征。产生的原因是 T 细胞在杀死其他细胞比如细菌、病毒的时候，会释放很多蛋白，叫细胞因子，它们的作用是激活更多的免疫细胞来一起对抗这些病原体，这种正反馈机制保证了对病原体的快速清除。这在临床上就是炎症反应，平时我们扁桃体发炎等就和这个有关。由于 CAR-T 杀癌细胞实在是太快太有效了，于是瞬间在局部产生超大量的细胞因子，引起惊人的免疫反应，这就是细胞因子风暴。临床表现就是患者超高烧不退，如果控制不好，很有可能就救不过来了。这就是为什么我说 CAR-T 的最后一步是严密监护患者，这其实非常关键。

由于没有准备，早期接受 CAR-T 的几个患者都曾经高烧到长时间昏迷不醒，幸好后来使用抗炎药物都控制住了。如果当时有患者死了，可能 CAR-T 就要拖后好多年了。当然现在临床上经验已经丰富了很多，对细胞因子风暴有了提前准备，它带来的风险也都完全可以控制住了。

CAR-T 目前在部分白血病和淋巴癌的治疗中效果非常好，但在实体瘤里面的测试进展相对缓慢，整个科研界、制药界和医学界都在密切关注，也投入了大量人力、财力，希望能有更多的好消息。

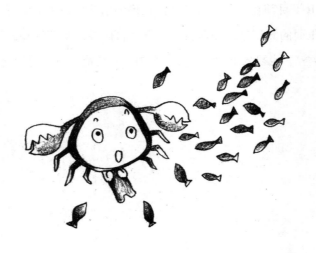

谋财不害命，国内免疫疗法现状

前面介绍了"癌症免疫治疗"的最新进展,这是很令人兴奋的。经常有朋友问我:我亲人在国内早就接受了免疫治疗,为什么没有效果呢?

有 3 个事实:①国内目前广泛使用的"免疫疗法"(主要是 DC-CIK 细胞疗法)和最近临床上证明有效的"免疫疗法"不是一种东西;② "DC-CIK 免疫疗法"是在炒欧美十多年前的冷饭,这种疗法在欧美临床实验失败,已经被淘汰了。③国内名目繁多的"免疫疗法"没有任何一种经过严格的临床测试。

我来解释一下为什么目前在国内流行的 CIK 或 DC-CIK 免疫疗法没有效果。

"癌症免疫疗法"是个特别模糊的词汇。广义地说,任何通过调节免疫系统来攻击癌细胞的方法都可以归于这一类,比如 100 多年前尝试用病毒或者细菌来激活免疫系统治疗癌症,现在看来都应该属于免疫治疗。狭义地来讲,现在常说的"免疫疗法"主要分为两类,第一类是细胞疗法,就是通过直接向患者输入激活的免疫细胞来治疗癌症;第二类是干预疗法,就是通过药物或者疫苗来激活患者体内的免疫细胞来治疗癌症。

国内现在用的是第一类:细胞疗法。

免疫细胞疗法从 20 世纪 80 年代开始在美国进入临床实验,到目前至少经历了 4 代:

第一代叫 LAK 细胞疗法,LAK 中文全称是"淋巴因子激活的杀伤细胞"。它的基本原理是从患者外周血中提取细胞,然后在体外

1　本文写作于 2015 年初,一年后发生了震惊全国的魏则西事件。魏则西使用的正是本文提到的 DC-CIK 疗法。随后,这些疗法全部被国家叫停。

用"人白细胞介素 -2"（IL-2）来诱导产生有杀死细胞作用的"杀伤性免疫细胞"（注意并不是特异杀死癌细胞），最后把这些"杀伤性免疫细胞"输回患者体内。20 多年前有报道开始说 LAK 有一定效果，但是副作用比较强，后来的大规模临床实验证明了 LAK 无效，因此被淘汰。

第二代就是 CIK 细胞疗法，CIK 中文全称是"细胞因子激活的杀伤细胞"，看名字就知道它其实和 LAK 非常像。它也是从患者或者患者亲属外周血中提取免疫细胞，体外激活以后输给癌症患者。最主要的区别是体外激活细胞的时候除了用"人白细胞介素 -2"，还加上了一些别的因子。和 LAK 比，理论上 CIK 得到的"杀伤性免疫细胞"更多更强。但目前为止，没有任何大规模临床实验证明 CIK 有效。

第三代是 DC-CIK 细胞疗法，全称是"树突状细胞—细胞因子激活的杀伤细胞"混合疗法。它和 CIK 相比，除了往患者体内输入"杀伤性免疫细胞"，还同时输入一种叫"树突状细胞"的东西。树突状细胞因为长得像树杈而得名，是免疫系统很重要的一部分。树突细胞并不直接杀死细胞，它的作用是告诉别的免疫细胞去杀什么细胞，有点像带警察抓犯人的警犬。在 DC-CIK 疗法中，树突状细胞会先和肿瘤细胞混合一下，算是"闻闻味道"，然后在体外把这种树突状细胞和"杀伤性免疫细胞"一起输回患者体内，理论上杀死癌症细胞的能力应该更强。可惜到目前为止，和 CIK 一样，没有大规模临床实验证明 DC-CIK 有效。

第四代是我前面专门讲过的 CAR-T 细胞疗法，全称"嵌合抗原受体 T 细胞免疫疗法"。最近美国对白血病和淋巴癌的临床实验结果看起来让人十分振奋。具体原理和操作请看前面的文章，这里就不详细讲了。

现在中国的免疫治疗主流是第二代的 CIK 疗法和第三代的 DC-CIK 疗法，他们都是 10 多年前就开始在欧美尝试然后被放弃的，目前为止没有任何大规模临床实验证明其有效。大家如果去查询权威的临床实验数据库，会发现目前登记在案的，仍在进行的 CIK 相关的临床实验，几乎全部在中国！这正常吗？！

CIK 或者 DC-CIK 疗法并不是来自中国的发明，美国人最早尝试了很多年，但是区别在于美国临床实验失败后没法上市就只能放弃了。

科学上讲为什么 CIK 疗法无效呢？

两个主要原因：一是靶向性不明，二是癌症的免疫抑制。

CIK 疗法的本质都是向患者输入大量的免疫细胞，并希望它们能够杀死癌细胞。但是这有一个很大的问题：靶向性不明。

杀伤性免疫细胞的作用是很广的，它们要杀细菌、杀病毒、杀各种各样出了问题的细胞，总之绝大多数都不是用来杀癌细胞的。因此，虽然 CIK 或 DC-CIK 疗法给患者输入了大量的免疫细胞，但其中真正能对肿瘤细胞起作用的微乎其微，效果自然很有限。这就像我们想装修房子，请来了 100 个工人，结果 99 个都是专业技校毕业开挖掘机的，技术水平高是高，但是不对路，没用！

第三代 DC-CIK 疗法的出现在一定程度上就是为了增加 CIK 疗法的靶向性：希望通过树突状细胞的指引，让免疫细胞更有效地杀死癌细胞。但是不幸的是临床上 DC-CIK 疗法看来效果也是很有限，因为它也无法突破 CIK 疗法的第二个瓶颈：癌症的免疫抑制。

绝大多数癌症细胞在刚出现的时候就会被免疫系统识别并清除，彻底"扼杀在襁褓中"，这就是身体对癌症的免疫监控。这非常重要，要不然人类得癌症的岁数可能得提前几十年了。但是突然有一天进化出了一个癌细胞，它很好地伪装了自己，告诉免疫系统："自己人！别开枪！"这样的癌细胞逃脱了免疫监控，才能形成癌症。因此所有临床上的癌症都进化出了一套避开免疫系统识别的办法，这就是癌症的"免疫抑制"。有了"免疫抑制"，无论你输入多少免疫细胞，它们都无法识别癌细胞，也就没用了。

由于以上两个主要原因，靶向不明加上癌症对免疫系统的抑制，导致 CIK 或者 DC-CIK 对患者无效。

最近两年，临床上证明有效的两类免疫治疗手段恰恰是针对这两个因素开发的：CAR-T 疗法解决了第一个靶向问题，直接让免疫细胞像导弹一样打向癌细胞；第二大类有效的免疫治疗药物（"免疫检验点抑制剂"）专门阻断癌症细胞的免疫抑制，因此解决了第二个问题。

CIK、DC-CIK 并不是伪科学，但是很多临床实验已经证明它们单独使用无效，现在我们也慢慢知道了为什么。从科学理论上来说，CIK 或 DC-CIK 和阻止癌症免疫抑制的药物（比如 PD-1 抑制剂）结合应该会有更好的效果，国内领先的医院和医生应该尽快进行这方面的临床实验，而不要继续沉迷于用无效的"免疫治疗"来创收，治愈哪怕一位癌症患者带来的成就感和社会价值岂是金钱可比。

神奇病毒，
治愈最恶性癌症真的不是梦

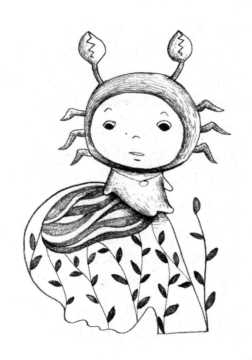

2015 年 3 月，从菠萝的博士母校——美国杜克大学传出了惊人消息！

一批脑瘤（神经胶质瘤）晚期患者在手术、化疗、放疗都失败了以后，癌症复发，几乎被判"死刑"，最多只能活几个月。无奈之下，死马当活马医，他们加入了一种新型病毒疗法的早期临床试验。

结果一鸣惊人，第一位接受这个治疗的女孩已经活了超过 3 年，而且体内癌细胞已经完全消失。

她，可能被治愈了！

杜克脑瘤中心主任 Henry Friedman 说："毫无疑问，这是我从事脑瘤研究 34 年以来，看到的最有希望治愈神经胶质瘤的疗法！"

要知道，杜克大学医院是世界最好脑瘤治疗中心之一，著名的前美国参议员肯尼迪得脑瘤后，调查了全美所有医院，最后选择了来杜克进行治疗，实力可见一斑。

Friedman 说出这样的话，证明了这个疗法效果有多么惊人。

这个病毒疗法是真正意义上的"脑洞大开"！简单来说，第一天给患者做手术，往肿瘤里插入一根空心的管子，然后第二天把特制的病毒通过管子直接慢慢滴进去。患者只需要接受一次治疗，打病毒时无需麻醉，无需化疗，也无需放疗。

美国 CBS[1] 电视台最近专门做了长达一个小时的纪录片讲这个故事，题目就叫做：Killing Cancer（杀死癌症）。

节目播出后，杜克大学医院和主治医生的电话被打爆了，全美国乃至全世界的大量脑瘤患者都想加入这个临床试验。

---

1 CBS: Columbia Broadcasting System. 哥伦比亚广播公司。

为什么这个脑洞大开的"病毒疗法"如此令人激动？它背后究竟是什么科学原理？别着急，菠萝给你一一道来。

脑瘤药物研发之痛

神经胶质瘤是最常见脑瘤，也是最恶性的肿瘤之一。已有的治疗办法，无论是手术、放疗、化疗，还是靶向药物，对这个疾病效果都非常有限，多数患者从被诊断到去世仅仅12~14个月，极少有患者能存活超过5年。

抗癌药物对脑瘤普遍效果不好，有一个非常重要的原因是绝大多数药物通过不了"血脑屏障"（blood brain barrier）。

血脑屏障是大脑的防火墙，它的主要功能是防止血液中乱七八糟的物质进入大脑，保证大脑处在安全的微环境中。

听起来是非常高级的功能，但这个特性对开发针对大脑的药物来说简直是噩梦，因为多数药过不了血脑屏障，所以完全没用。因此，对原发性脑瘤或脑转移的肿瘤，目前有效的药物非常少。而且，科学家对血脑屏障的了解还很少，完全无法预测哪些药物能穿过，哪些药物无法穿过，考虑到开发抗癌新药成本极高，药厂大多时候就直接放弃了一些药物在脑瘤中的试验。

疯狂执着的科学家对脑瘤没有好的药物咋办？只能独辟蹊径了。杜克大学医学院的神经外科系教授Matthias Gromeier决定试试溶瘤病毒。

溶瘤病毒是指一大类能选择性裂解癌细胞的病毒，它一方面能直接感染并杀死癌细胞，另一方面还能激发免疫反应，吸引更多免疫细胞来继续杀死残余癌细胞。

但Gromeier教授有点疯狂，因为他决定用的是：

脊髓灰质炎病毒！

这玩意儿是啥？是导致小儿麻痹症的元凶。人类从 1950 年开始就拼了命想把它从地球上消灭，现在居然有人想故意打到患者身上？（没听说过这个病？往下看！）

世界上不少人做溶瘤病毒，但绝大多数都在用比较安全、本身不致病的病毒，比如腺病毒。

Gromeier 决定不走寻常路，以毒攻毒，用最凶狠的病毒去攻击最恶性的肿瘤！

Gromeier 当然不是疯子，他选择使用脊髓灰质炎病毒攻击脑瘤，有一个重要原因，那就是该病毒天生就喜欢感染中枢神经细胞。

小儿麻痹症是什么？就是脊髓灰质炎病毒侵入运动神经细胞后大量繁殖，神经被破坏后，导致人体肌肉萎缩，乃至瘫痪。脑瘤作为神经系统的癌症，正是脊髓灰质炎病毒喜欢的"小鲜肉"。

当然，脊髓灰质炎病毒是不能直接给患者用的，因为它会破坏正常神经细胞，没人愿意被治好了脑瘤，然后瘫痪了。

于是，Gromeier 花了一些时间来研究如何让脊髓灰质炎病毒只感染并破坏癌细胞，而不影响正常细胞。说起来容易，这个"一些时间"是多久呢？

15 年！

这里必须要给他手动点赞：科学家精神，耐得住寂寞，厚积而薄发！

科学上来讲，他对这个病毒主要干了两件事儿：

第一步，他去掉了脊髓灰质炎病毒中最关键的控制病毒复制的基因，这样病毒就失活了，安全倒是安全，但这样的病毒也无法杀死癌细胞，咋办？

第二步，他又机智地往这个安全的病毒里面转入了一个"鼻病毒"的基因元件。"鼻病毒"是造成一般感冒的最常见病毒，危险性小，它的这个元件有个最大的特点就是在癌细胞里面活性很高，正常细胞活性很低。所以引入失活的脊髓灰质炎病毒中后，就做出了一个不影响正常细胞，只喜欢在癌细胞里繁殖，并杀死肿瘤细胞的"杂交溶瘤病毒"。

没看懂？我来打个比方。

从前有一只老虎（脊髓灰质炎病毒），我们想派它去鸡窝（正常细胞）里面抓搞破坏的老鼠（癌细胞）。放只野生老虎进鸡窝结果可想而知，老鼠没抓到鸡已经没了。

于是第一步，我们先去掉老虎的大脑，把它搞成"无公害老虎"，它不吃鸡，但也没法抓老鼠，咋办呢？

第二步，我们把猫的大脑移植到这个"无公害老虎"身上，于是，一头长相凶猛，爪子犀利，但一心只想吃老鼠的杂交动物就出现了！

来之不易的结果现在看来，制造这个"猫科杂交动物"是非常英明神武的，因为它在脑瘤里面效果惊人。但事实上，使用脊髓灰质炎病毒这个决定让 Gromeier 教授付出了巨大的代价，因为几乎所有人都认为这个东西太危险，不靠谱。

从他开始做这个病毒，到我们现在看到结果，他一共花了 25 年！在这些年中，他申请不到太多研究经费，发不了太惊人的文章，在杜克大学也只是带着很小的团队在很小的实验室里面默默地做。我在杜克大学读书的时候甚至都没听说过这个人。（当然，后来全世界都知道他了）。

说回这个病毒疗法的故事，Gromeier 教授把"杂交病毒"做好了，没想到又遭遇了更严苛的挑战。当他想把这个病毒推向临床，在患者身上测试的时候，由于这玩意儿太新颖，且深知脊髓灰质炎病毒的利害，FDA[1] 非常担心它的安全性，所以无情地拒绝了他的申请。

FDA 站在大众健康角度，这个担心并不多余，为了说服 FDA，Gromeier 教授被迫做了长达 7 年的动物安全试验！整整 7 年！小鼠、大鼠、猴子……最终各种动物结果都证明这个杂交病毒是有效且安全的。

2011 年，FDA 终于开了绿灯，允许这个病毒进入"最严重，其他治疗都彻底没希望"的脑瘤患者体内进行测试。

在合适的时间，合适的地点，Stephanie Lipscomb 的脑瘤复发了，无药可治，只有 20 岁的她不愿意放弃，成为了第一个吃螃蟹的人，结果，她成了最幸运的人。

如果说去年的 CAR-T 让整个血液癌症领域为之一振，那今年的这个杂交溶瘤病毒可能会让某些实体瘤领域为之疯狂，据说杜克大学各个肿瘤科医生都在找 Gromeier，想拿这个病毒到自己擅长的癌症上去尝试，菠萝个人估计下一步应该会到胰腺癌等最难治疗的癌症类型里面尝试。

病毒疗法的风险

菠萝个人非常看好溶瘤病毒这类治疗方式，但作为科研工作者，还是有责任和义务告诉大家这个新型疗法背后存在的风险和应该谨慎的地方。

1　FDA: Food and Drug Administration. 食品药品监督管理局。

个体差异：对不同人疗效可能会很不同。过去 3 年间，一共有 22 位脑瘤患者接受了这个病毒治疗，虽然有 Stephanie 这样疗效惊人的例子，但也有 11 位已经去世。CBS 的纪录片中也真实展现了一位治疗无效而去世患者。因此，现在还无法判断到底有多少脑瘤患者能被"治愈"，或者至少从中获益。

剂量控制：这个病毒最大的风险在于剂量控制。太少病毒可能没用，太多病毒会引起太强的免疫反应，非常危险。由于该病毒激活免疫系统实在太有效，过量病毒会在大脑中形成不可控的严重炎症反应，甚至直接导致患者死亡。存活的 11 位患者很多都在低剂量组，而去世的 11 位患者很多都在高剂量组。

免疫清除：病毒疗法基本是一锤子买卖，只能治一次，无法重复给药。原因是病毒第一次进入体内后，会被免疫系统识别并记住，下次再注射同样病毒的话，身体免疫系统很快就会清除病毒，这是身体防止重复感染的保护机制，也是疫苗工作的原理。因此，如果病毒疗法第一次效果不佳，一般无法再尝试。

副作用：我们对这个病毒疗法的可能副作用了解还不够充分。虽然这个病毒喜欢杀死癌细胞，但其实它也是会感染很多正常细胞的。脑瘤有个很特别的地方就是它是局部肿瘤，病毒直接注射到脑子里面一般不会跑到身体其他地方去，但如果在其他类型的肿瘤中应用这个病毒，比如胰腺癌、肝癌，或者肺癌，那就必须测试出病毒能扩散多远，是否影响癌症周边的正常器官。

应用推广：理论上，这个病毒能够感染很多不同种类癌症，能对很多癌症类型起效，但直到我们真正看到临床患者数据之前，一切还是未知数。

菠萝最后说

病毒疗法本质上也是最近火爆的免疫疗法的一种，免疫疗法之所以让人兴奋，除了副作用小，效果好之外，更是因为它有可能真正地治愈患者，让癌细胞彻底消失，而不只是缩小肿瘤，延长寿命。从 CAR-T、PD-1/PD-L1，到现在的溶瘤病毒。

无论从科学理论上，还是目前有限的临床结果来看，这类基因改造过的溶瘤病毒都有希望从根本上改变癌症治疗的方式，让我们拭目以待吧。

癌症疫苗，离我们还有多远

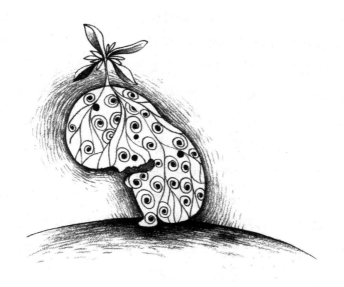

从婴儿出生开始，每个人都会接种一系列的疫苗，水痘、乙肝、肺结核、小儿麻痹、脑膜炎等。这些曾经很恐怖、死亡率极高的疾病，因为疫苗的出现而变得不再可怕。

我和很多人一样，都有一个梦想：每个婴儿出生后就能接种"癌症疫苗"，从此家人不再担忧。

这有可能么？

要回答这个问题，先得讲讲什么是疫苗。

疫苗之所以有效，是因为它利用的是人体免疫细胞的记忆功能：就像圣斗士不会被同一招数击倒两次一样，人通常情况下不会被同一种病毒或者细菌击倒两次。

很多人小时候都出过水痘，这是由带状疱疹病毒（水痘病毒）引起的急性疾病，症状是发烧、起疹子。但所有人都知道，一旦出了水痘，烧一退，这一辈子都不会再得水痘了。为什么呢？因为免疫系统记住了水痘病毒，以后见一次杀一次。

人第一次被水痘病毒感染后，免疫系统没什么反应，因为没见过啊！所以病毒得以在体内大量繁殖，等免疫系统发现的时候，病毒已经很多，势力很强大了。没办法，这个时候免疫系统只好和病毒展开了大规模、全方位、立体式战争。发烧、起疹子等症状就是这两军斗争的过程。最后当然是免疫系统胜利，成功清除了病毒。但大自然的巧妙设计不仅如此：免疫系统在战争过程中同时牢牢记住了这种病毒的样貌特性，下次一旦有任何水痘病毒再次侵入人体，免疫系统就会迅速应答，把它谋杀在萌芽中，因此人一辈子都不会再得水痘了。第一次得水痘的过程，就是人获得对水痘病毒终身免疫的过程。

当然，没人希望各种病都得一遍再终身免疫，受罪不说，有些病还是致命的，没有第二次机会。所以科学家发明了疫苗。疫苗通常是失活的病原体（病毒或者细菌）。疫苗不致病，但长得和真正的病原体几乎一模一样，有点像一个模型。这种模型足以引起免疫反应，所以小孩子接种疫苗后经常发烧。而且关键是疫苗也会引发免疫记忆，因此等真的病原体出现的时候，免疫系统会迅速进行识别并清除，就如同得过这种病一样。

因此，能否开发出有效的癌症疫苗，关键在于能不能找到某些方面和癌细胞很像，能引起免疫反应和免疫记忆，但是又不导致癌症的"癌细胞类似物"。

首先可以肯定的是，不会有"广谱癌症疫苗"，也就是说不会有一种疫苗能预防所有癌症。因为如我之前所说，癌症实际是几百乃至上千种疾病的集合体，每个癌症都不一样，不可能有一种疫苗能预防所有的癌症，就像不可能有一种疫苗能预防所有病毒感染一样。每个癌症疫苗必然只能针对某一类癌症或者某一种基因突变。

现在美国有 3 种上市的癌症疫苗。按照接种疫苗的时间是在得癌症前还是得癌症后，癌症疫苗分两类，一种是"预防性疫苗"（接种以后能防止癌症发生），另一种是"治疗性疫苗"（在癌症发生后，用于防止癌症进一步发展和复发）。现在批准的 3 种疫苗中有 2 个是预防性疫苗，分别是预防肝癌的乙肝病毒疫苗（80% 的原发性肝癌由乙肝病毒导致）和预防宫颈癌的人乳头瘤病毒疫苗（几乎 100% 的宫颈癌都是人乳头瘤病毒导致的）。这两个疫苗很有效，但其实严格来说应该算是病毒疫苗，而不是我们想象的癌症疫苗，只是因为这两种病毒和癌症关系非常密切，所以被冠以癌症疫苗的称谓，也算是炒作概念吧。

第 3 个疫苗，是第一个 FDA 批准的真正意义上的癌症疫苗：针对前列腺癌的"治疗性疫苗"Provenge。但这个疫苗虽然顶着光环被 FDA 批准，效果却不是很理想：患者接种疫苗后平均存活时间只延长了 4 个月。加上这两年出现了治疗前列腺癌的两个革命性特效新药 Zytiga 和 Xtandi，使用 Provenge 的患者大幅减少，生产它的公司（Dendreon）后来宣布破产。当年无尽光环，今日黯然出局，不禁让人扼腕兴嗟。

除去被批准的 3 种疫苗，现在美国还有上百种各式各样的癌症疫苗在临床实验中，和 Provenge 类似，它们都用某一种癌细胞类似物（很复杂，这里不多说）来引起免疫反应和免疫记忆。为了方便大家了解，我整理了其中 19 种已经在最后的 3 期临床冲刺阶段的癌症疫苗，请参见下页表。有意思的是，由于以往癌症疫苗成功率极低，风险巨大，癌症疫苗的研发目前几乎全是小生物技术公司在进行，多数大药厂都还处于观望状态。但是我相信和最新的免疫疗法新药一起使用，会极大增加某些癌症疫苗的效果，大药厂已经有动作重新介入这个领域。

大家可能也注意到了，所有临床实验的癌症疫苗都是"治疗性疫苗"，用于癌症发生以后防止癌症复发。但是很显然，和传统疫苗一样，预防性疫苗才应该是我们的终极目标。除去与病毒相关的疫苗，以后是否会有婴儿就能接种的预防性癌症疫苗？

目前临床实验上肯定还没有，我也没有听说哪个公司有这个狂热的想法，但我没有水晶球来预知未来。从纯科学上来讲，随着我们对肿瘤基因组和免疫系统工作原理理解的增加，开发针对某些癌

疫苗名称	公司	癌症类型	临床试验	备注	疫苗类型
NeuVax	Galena	乳腺癌	3期	针对HER2阳性癌症	分子治疗性
Rindopepimut	Celldex	神经胶质瘤	3期		分子治疗性
Stimuvax	Merck & Oncothyreon	多种恶性肿瘤	3期	2012年肺癌3期失败	分子治疗性
GV1001	Kael-GemVax	肺癌	3期	2014年胰腺癌3期失败	分子治疗性
GSK1572932A	GSK	肺癌	3期		分子治疗性
TG4010	Transgene	肺癌	3期		分子治疗性
IMA901	Immatics	肾细胞癌	3期	针对有癌症转移的患者	分子治疗性
Imprime PGG	Biothera	结/直肠癌	3期	针对无KRAS突变癌症	分子治疗性
GSK2132231A	GSK	黑色素瘤	3期		分子治疗性
Racotumomab	Recombio SL	黑色素瘤	3期		分子治疗性
Allovectin	Vical	黑色素瘤	3期		分子治疗性
Prostvac	Bavarian Nordic	前列腺癌	3期	针对有癌症转移的患者	分子治疗性
ProstAtak	Advantagene	前列腺癌	3期	针对无癌症转移的患者	分子治疗性
Algenpantucel-L	NewLink Genetics	胰腺癌	3期		细胞治疗性
Tergenpumatucel-L	NewLink Genetics	肺癌	3期		细胞治疗性
Provenge	Dendreon	前列腺癌	已上市	公司破产，产品前景未知	细胞治疗性
DCVax-L	Northwest	神经胶质瘤	3期		细胞治疗性
DC-TC	California Stem Cell	黑色素瘤	3期	针对有癌症转移的患者	细胞治疗性
AGS-003	Argos Therapeutics	肾细胞癌	3期	针对有癌症转移的患者	细胞治疗性
CVac	PrimaBioMed	卵巢癌	2/3期		细胞治疗性

症或某些突变的预防性癌症疫苗还是可能的。但预防性癌症疫苗的开发面临一个很现实的困难：如何做预防性癌症疫苗的临床实验？多数癌症的发病人群在 50 岁以上，如果婴儿接种疫苗，那就要求做一个长达 50 年以上的临床实验，才能验证疫苗是不是有效果！？这显然是不现实的。针对这个难题至少有 3 条路可走：开发早期检测疫苗效果的方法；推迟接种癌症疫苗的时间，癌症 50 岁以后才高发，也许可以 40 岁或 45 岁才接种疫苗；开发针对青少年或者年轻人常发癌症的疫苗，比如某些淋巴癌和脑瘤。

总之，随着癌症免疫疗法的发展，癌症疫苗领域应该会出现一些让人鼓舞的新星，即便只有治疗性疫苗，如果它们能有效防止癌症扩散和复发，也将是临床治疗上革命性的突破。

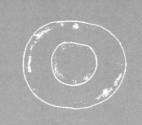

肺癌，癌症第一杀手

肺癌是癌症中的第一杀手，中国肺癌发病率一直在飙升。你知道吸烟不仅导致肺癌，而且会导致更难治的肺癌类型吗？本章，我将介绍肺癌发病原因，雾霾和肺癌的关系，以及目前最主流的靶向治疗和免疫治疗的方法。

吸烟和不吸烟肺癌不一样

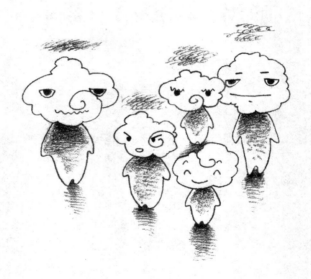

　　无论男女，无论中美，肺癌都是癌症中当仁不让的第一杀手。吸烟有害健康，主要是因为吸烟会大大增加患肺癌的概率，这点毋庸置疑。90%的肺癌患者都和吸烟有关，男性吸烟患肺癌的几率是不吸烟者的23倍，女性是13倍。为了爽，吸烟者也是蛮拼的。

　　二手烟也会大量增加患肺癌的几率，所以我强烈支持公共场所禁烟。是否应该禁烟，不是科学问题，归根到底，都是钱的问题。每年烟草公司给政府送上大量利税，而政府从其中分出一部分来支持公共健康事业，大家各取所需。我一直觉得政府用从烟草公司征收的税来支持癌症研究和癌症治疗，是世界上最好笑也是最无奈的事情之一。

　　吸烟有害健康，但是显然吸烟和肺癌并不能画等号：吸烟不一定得肺癌，不吸烟也可能会得肺癌。癌症是多个因素综合作用的结果，有内因，有外因，还有运气，但吸烟是其中一个重要因素。小时候爸妈拼命控制我看电视的时间，结果我还是小学5年级就戴上了眼镜，而隔壁的那个天天抱着电视打游戏的家伙眼睛却一直都是2.0，有时候生活真的很无奈。

　　如果吸烟或不吸烟都有可能得肺癌，那么两个科学问题来了：

　　1. 吸烟或不吸烟，得的癌症一样吗？

　　2. 吸烟或不吸烟，患者治疗方式和治疗效果一样吗？

　　先回答第一个问题，答案是：不一样。虽然表面看起来相似，吸烟者的肺癌和不吸烟者的肺癌在基因水平有巨大差异。

　　这种差异至少表现在两个方面。

　　第一，吸烟者的肺癌基因紊乱程度远远超过不吸烟者。

　　单纯从表面或者显微镜下来看，吸烟和不吸烟者的肺癌样品看起来可能都差不多，都是一堆不受控制的细胞在错误的时间、错误的地点生长。但是最近几年基因测序技术的进步，让我们第一次能在微观分子水平对个体癌症进行分析，第一次真正地了解吸烟和不吸烟所得癌症本质上的不同。

我们现在都知道了癌症是基因突变的产物，而每个癌细胞都有着多个基因突变，但是以前从未有人知道吸烟和基因突变到底有没有关联、有什么关联。最近的一篇研究论文第一次系统性地对比了吸烟和不吸烟肺癌的 DNA，发现了令人震惊的结论：虽然癌症表面看起来相似，但吸烟者肺癌中基因突变的数目是不吸烟者的 10 倍还多！不吸烟或偶尔吸烟者的肺癌基因平均突变数是 18，最多的一个也仅是 22 个，而长期吸烟者的平均基因突变数是 209，最多的一个吸烟患者高达 1363！

打个比方，正常细胞基因组像是约会前刚理发后男生的头发，整齐有序；不抽烟患者的肺癌细胞基因像运动完的男生头发，凌乱松散；而抽烟患者的肺癌细胞则像是被雷劈过的头发，不忍直视。

吸烟者肺癌细胞之所以突变多，有两个主要原因，一是烟雾中含有超过 50 种强致癌物质。所谓的强致癌物就是能诱导基因突变的化合物，因此吸烟者癌症突变多一点都不奇怪。二是烟雾对肺部的损伤很大，会导致组织坏死，人体本身会努力去修复这样的组织，主要办法就是诱导干细胞生长分裂，来产生新细胞以修补坏死组织，长期吸烟就会产生反复的"破坏—修复—破坏—修复"。如我在前面提到的，任何一次细胞的生长分裂都有产生突变的可能性，因此这种长期的破坏—修复循环也会积累大量的基因突变。慢性乙肝病毒导致肝癌也是类似的原因。

中国越发严重的雾霾是否导致肺癌由于数据难以收集，还存在争议，但在我看来，即使雾霾中不含任何的强致癌物，仅仅凭借对肺组织的慢性损伤，刺激产生和吸烟类似的"破坏—修复"循环，一定会积累基因突变，长此以往，雾霾促进肺癌的产生只是时间问题。

我们为什么关心基因突变的数目？因为癌症基因突变越多，对药物产生抗药性的能力越强！

癌症细胞对药物的抗药性和细菌对抗生素的抗药性类似，都是细胞进化出了新的基因和功能，来规避药物对它的攻击。正常细胞要进化出新的功能是非常困难的，因为细胞像一台精密的仪器，添加或改变任何的部件，都需要同时改变很多的东西才行，很多时候是不可能的。就像你非要给苹果6手机加上一个打火机的功能，会非常困难。突变少的癌细胞就像山寨手机，很多零件都不是原装的，看起来比较难看，但是要给它加上打火机功能也并不容易。而抽烟造成的肺癌细胞根本就是一堆乱七八糟堆起来的零件，难看但非常灵活，别说加上打火机功能，一不小心变成电磁炉都有可能。

正因为80%~90%肺癌患者都是吸烟者，他们的癌细胞突变多，善于进化躲避药物，因此绝大多数肺癌靠药物极难根治，无论是化疗还是靶向治疗，复发率都非常高。

第二，吸烟和不吸烟者肺癌的基因突变种类不同。

两类肺癌不仅是突变的数目不同，更重要的是突变的种类也不同。对于每个癌症，虽然都有十几到几千个突变，但是其中通常都有一个主要的突变，对癌症生长起到至关重要的作用，学术上我们称这类重要突变为"驱动突变"（driver mutation），因为它们控制了癌症的发展和走向。肺癌中最常见的"驱动突变"

基因有 3 个：KRAS、EGFR 和 ALK，吸烟者肺癌中主要是 KRAS 突变，而不吸烟者肺癌则主要是 EGFR 和 ALK 突变。

为什么关心突变是哪种？

因为针对 EGFR 和 ALK 突变，近几年开发出了多个疗效非常不错的新型靶向药物用于治疗，而对 KRAS 突变目前没有特效药。针对 EGFR 和 ALK 的靶向药物在患者身上的效果比化疗好得多，更重要的是没有普通化疗那种骨髓抑制等严重毒副作用，因此使用靶向药物的 EGFR 和 ALK 突变肺癌患者生活质量和存活率都远超 KRAS 突变的肺癌患者。关于这两类突变癌症应该怎么选择药物，我在下面的章节会陆续写到。

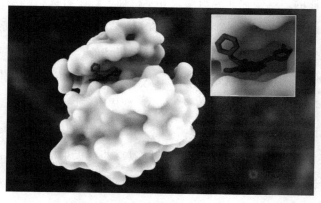

3D 分子图片显示肺癌中突变的 EGFR 癌蛋白和靶向药物易瑞沙。靶向药物就像钥匙一样，精确地锁住癌蛋白上的活性中心，从而抑制癌蛋白，杀死癌细胞（感谢作者 Bitcyte）。

不吸烟肺癌患者固然很不幸，但有超过 50% 都含有 EGFR 或 ALK 突变，他们有多种新型靶向药的帮助，加之这些患者癌症细胞的突变数目比较少，产生抗药性比较慢，综合这两点，目前 EGFR

和 ALK 突变的不吸烟肺癌患者是肺癌患者中最有希望和癌症长期共存，把癌症变为慢性疾病的人群。

文末总结一下：

1. 为了不得肺癌，请不要吸烟！

2. 为了一旦得了肺癌比较好治，请不要吸烟！

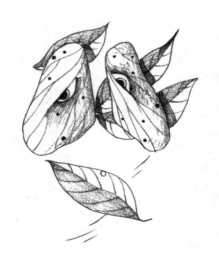

雾霾和肺癌，到底什么关系

雾霾和癌症的关系在网络上讨论得很热烈，大家直觉认为一定有关系，但很多科学家认为中国雾霾导致肺癌"直接证据"不足，无法判断。和转基因的情况不同，这次在科学家内部也是分裂成了不同阵营，有人支持雾霾致癌，有人认为应该更谨慎。比如，最近钟南山院士和方舟子的争论就很有代表性。

大家之所以对雾霾和癌症的关系，尤其是中国雾霾和癌症的关系有争议，是因为缺乏直接证据。这是事实：目前为止，没有直接的研究证据证明中国这些年的雾霾提高了中国人的肺癌发病率。

为什么没有"直接证据"呢？因为环境问题导致肺癌的直接证据实在是太难弄了，几乎是不可能完成的任务。

第一，这个研究无法找到完美对照组。

和研究药物对患者的效果必须要有对照组一样，要研究雾霾对癌症的影响，不能只看受雾霾影响的一群人得肺癌的情况，而必须也有一个对照组。我们需要比较同样的一群人，在有或者没有雾霾情况下，得肺癌的概率是否有区别。

拿到中国雾霾致癌直接证据的完美实验应该这么做：在平行宇宙中，还有另外 13 亿中国人，他们一样的勤劳善良、爱国敬业，和我们都是一模一样的，但就是不污染空气。我们拿他们来和我们这个宇宙的 13 亿中国人比较一下，看肺癌发病率是否有区别。

或者我们在地球上找很多双胞胎，每对都拆开，分为两组，都戴上呼吸器，唯一的区别就是其中一组吸着重要大会召开时期北京的优质空气，另外一组吸着 PM2.5=500 的北京空气，其他方面生活都一样，吸过几年十几年以后，我们来比较一下看癌症发病率是否有区别。

但这显然是科幻，因此完美的实验是不可能的。那么能否退而求其次，比较现实中相似的两组人呢？

比如，我们能否比较中国发生污染前（1950 年前）和严重污染后（2000 年后）的肺癌发生情况？答案是不行，因为中国发生工业污染前，医疗水平也很落后，很多肺癌患者都没有被诊断和统计，农村很多患者死了也不知道是什么原因，所以以前的肺癌患者数量肯定是严重低估的，如果我们发现 2000 年后肺癌患者比 1950 年多很多，也许只是因为确诊和登记的多了而已。另外，中国人平均寿命一直在增加，老龄化是导致癌症的第一大要素，所以肺癌发病率有所提高一点儿都不奇怪。网上常说中国肺癌比以前增加了几十倍之类的话，因为这两个原因，其实是被夸大了，是无法直接和环境因素挂钩的。

那能否比较同一时期污染程度不同的国家呢？比如比较美国和中国？这也有问题。因为各个国家地区之间除了空气污染不同以外，还有非常多其他方面的区别会影响癌症发病率。以美国和中国为例，人种组成不同、平均寿命不同、吸烟人数不同、公共场合控烟力度不同、水污染程度不同、饮食不同、肥胖人口不同等等，这些因素都能影响肺癌的发生率，要把这些因素都消除，定量地比较空气污染对肺癌的影响，科学上是非常难的。事实上，美国、加拿大、丹麦等好几个空气干净的发达国家都比中国肺癌发病率高，原因很复杂。但即便假设你发现美国肺癌发生率比中国低，也有可能是因为美国公共场合吸烟的人少、二手烟污染少，而和空气污染情况无关。

大家可以看出，到目前都还没有可靠的能证明雾霾导致癌症的"直接证据"，是完全正常的，因为要拿到大家都信服的证据太难了。

第二，"有直接证据证明中国现在的雾霾致癌"本身就是个伪命题。

雾霾或者任何环境污染对癌症的影响一定是慢性和长期的，不可能立竿见影。比如"二战"期间美国向日本广岛、长崎投放原子弹后，大量幸存的居民都受到了严重的核辐射，这可是比雾霾严重不知道多少倍的致癌因素，大量原子弹幸存者确实后来都得了各种癌症。但是要注意，即使像核辐射这么强的致癌因素，受害人白血病集中爆发也是在受到辐射 5 年以后才出现，其他癌症种类爆发则是 10 年以后的事情。因此，要研究现在中国雾霾或者其他污染对肺癌或者其他癌症发病率的影响，必须要等到 10~30 年后才能下结论。咱们 2040 年再来讨论这个科学问题可能靠谱一点。

因此，无论现在拿出什么样的数据，比如说中国近几年肺癌增加了多少倍之类的，在科学上，都无法证明现在笼罩在中国上空的雾霾是致癌的。中国近几年肺癌增加，如果认为是环境因素造成的，那也应该追溯到 10~20 年前，看看中国那时到底发生了什么样的环境污染。我们现在没有直接证据说明雾霾致癌，一点都不奇怪，因为这个证据存在于未来，现在还没出现呢。

由于上述两个原因，因此科学界目前不可能证明现在笼罩在中国上空的雾霾能导致肺癌。

科学界无法直接证明现在的雾霾是否会导致肺癌，主要受到时间和研究手段的限制，这并不代表我们不能分析雾霾能否致癌。

我先抛出我的观点：雾霾肯定是致病物和致癌物，让小孩远离雾霾摧残是很有必要的，中国人集体被迫"同呼吸，共命运"是很悲剧的事情。

我为什么认定雾霾致癌？一方面世界卫生组织已经下了这个结

论，另一方面，我自己多年对癌症生物学的学习和研究支持这个结论。

2013 年底，世界卫生组织下属的国际癌症研究委员会经过整理世界五大洲 1000 多个相关研究报告后得出了"空气污染致癌"这个结论，同时也明确把空气中的细颗粒物（包括 PM2.5）列为一级致癌物质。致癌物质按照严重程度分为 4 级，分别为一级"明确致癌物"、二级"可能致癌物"、三级"无法确定致癌物"、四级"不太可能致癌物"。雾霾（PM2.5）被分到一级致癌物，就等同于说：有足够证据表明空气污染和癌症（肺癌）有直接的因果关系。其他常见的被列于一类致癌物的包括烟草、乙醇（饮酒）、乙肝病毒、腌制咸鱼（中国做法）等。看到世界卫生组织在腌制咸鱼后面专门加括号注明中国做法（Chinese-style），我也是汗颜。

同时，世界卫生组织出版的报告指出，2010 年全世界预计大概有 320 万人因为空气污染死亡，其中 22 万死于肺癌，而超过一半肺癌死亡患者在中国和其他亚洲国家。因此雾霾能致病致癌，毫无疑问。

雾霾能导致肺癌，从科学上有两大原因。

第一，雾霾中含有致癌化学物质。雾霾或者 PM2.5 中的成分非常复杂，各地雾霾成分都不一样，但都包括了成百上千的各类化学物质。这里面有一些是和癌症有联系的，比如多环芳香烃、致癌重金属、二氧化硫、氮氧化物等。长期大量吸入这类化合物，可以导致基因突变，增加肺癌发生几率。

第二，雾霾中的细小颗粒会造成长期慢性肺部伤害。我在前面已经说过，癌症发生是因为基因突变。去除先天遗传因素，基因突变发生的概率和细胞分裂的次数直接相关。每一次的细胞分裂，都有一定概率发生基因突变，因此细胞分裂次数越多，得癌症几率越大。这就是为什么癌症患者主要是老年人。因为生存时间越久，细胞需要分裂的次数越多，按照概率，得癌症的机会就会更高。重度空气污染情况下，即使不考虑致癌物，吸入的各种物理颗粒和化学物质也会造成肺部细胞损伤，而为了修复这种损伤，肺部细胞就需要分裂增生。因此，长期的空气污染会造成肺部反复的"损伤—修复—损伤—修复"循环，导致大量细胞分裂，从而增加肺癌发生概率。简单来说就是空气污染会导致肺部加速老化，而肺癌就是肺部老化后最危险的后果之一。

我们谈雾霾的时候经常提到的指标是 PM2.5，大家也最关注这个指标。它为什么重要呢？PM2.5 是指直径在 2.5 微米以下的悬浮颗粒物，它只有头发直径的几十分之一，极容易进入肺部，而且能进入到很深的支气管。实际上，雾霾中还有各式各样大大小小的颗粒都有可能对肺部造成伤害，既有 PM10 这种稍微大一点的，也有比 PM2.5 小很多没有名字的超级微小颗粒。

雾霾颗粒吸入越多，对身体影响越大，儿童在室外活动，没有保护意识，呼吸更深更频繁，因此肯定是最大的受害者人群，我虽然不赞成把小孩一直关在家里，但也肯定不会让小孩长期在雾霾中奔跑。同样地，成年人不做保护在雾霾中进行长跑、跳广场舞等剧烈运动，也是不明智的，这是拿命在健身，只能说绝对是真爱。

雾霾必须治，这点毫无疑问。但如果仅仅从提高生活健康程度、避免癌症发病率来说，消除雾霾是远远不够的，因为雾霾远不是导致癌症的主要因素。根据最新一项大规模研究，导致癌症的因素中，室外空气污染甚至没有排进前5名，比它更严重的是吸烟(遥遥领先)、喝酒、缺乏水果、肥胖和缺乏锻炼，和室外空气污染差不多的是长期摄入高盐食物、室内空气污染（比如炒菜时的油烟）和缺乏蔬菜。

　　因此，在大家要求国家政府采取措施改变空气质量的同时，每个人其实已经可以做很多事情来让自己和家人远离癌症：戒烟、戒酒、多吃水果蔬菜、多锻炼、少吃高盐和腌制食物等。吸烟，包括二手烟，对肺癌的影响是雾霾的 N 倍，在公共场合还有大量吸烟人群存在的时候，坦率地说，治好了雾霾对肺癌发病率的影响可能不会有什么特别明显的效果。

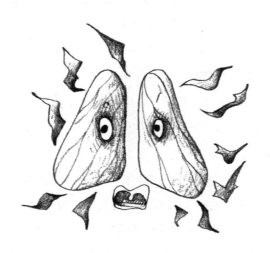

EGFR 突变肺癌的靶向药物治疗

"菠萝，我母亲不吸烟，但是最近被诊断为肺癌晚期，测序发现有表皮生长因子受体（epidermal growth factor receptor, EGFR）基因突变，易瑞沙是最好的药物么？进口的易瑞沙很贵，我们能使用国产药物么？如果对药物产生了抗性怎么办？"

最近收到好几个类似的问题，于是决定写这一篇也许有点枯燥的文章，但我相信这对中国近 20 万 EGFR 突变肺癌患者和家属来说是有意义的。本文主要回答下面几个问题：

• EGFR 的突变有哪些？

• 肺癌检测出 EGFR 突变后有哪些药物可以选择？

• 国产的 EGFR 药物更便宜，但和进口的效果有差别吗？

• 如果出现了药物抗性怎么办？

什么是 EGFR 突变

在过去 20 年开发出的诸多新型靶向治疗药物中，受益最大的癌症类型要算肺癌、白血病和恶性黑色素瘤。肺癌的治疗已经率先进入了"半个性化"治疗的阶段，效果更好且副作用更小的靶向药物正在逐渐取代传统化疗药物成为一线药物（一线药物指患者使用的第一种药物，现在一般是化疗）。肺癌患者根据癌细胞形态分为"小细胞肺癌"和"非小细胞肺癌"，约 85% 肺癌患者都是"非小细胞肺癌"。现在非小细胞肺癌患者或多或少都会做基因检测，来看看是否适用新型靶向药，而非小细胞肺癌中最常见且有针对性靶向药物的突变就是 EGFR 突变。

现在中国好一点的肿瘤医院都有能力进行 EGFR 突变检测。之所以推广这个检测，是因为临床上已经证实，如果癌症有 EGFR 突变，使用 EGFR 靶向药物比化疗要好很多。有一点我特别想强调：比较抗癌药物的效果，不仅仅要比较患者肿瘤缩小速度和存活时间，生活质量的比较也同样重要。靶向药物和免疫药物的副作用较小，相对化疗来说，在提高患者生活质量上有巨大的优势。

正常 EGFR 基因对控制多种细胞生长不可或缺，从它的名字——表皮生长因子受体——就可以猜出，它对表皮生长非常重要，如果没有 EGFR 信号，我们皮肤受伤后就无法正常愈合。但在通常情况下，EGFR 的作用都是短期的，且受到严密控制，它在行使完功能，比如促进伤口愈合后，就会被关闭。类似官员级别越高越容易腐败，基因越重要就越容易被癌细胞利用。在肺癌中，EGFR 就不幸中招，由于种种原因产生突变，导致它不能被关闭，开始无休止地刺激细胞生长，最终导致癌症发生，乃至转移。

什么患者容易有 EGFR 突变

在肺癌中，EGFR 突变率和人种有直接关系，美国的研究发现白人中大概为 20%，而亚裔中则是 30%。去年的一项最新研究通过对 1482 个亚洲肺癌患者测序后发现，居然有高达 51.4% 的亚洲非小细胞肺腺癌患者有 EGFR 突变！

肺癌中有 EGFR 突变的主流人群：亚裔、女性、中年、无吸烟史、非小细胞腺癌。当然这不是绝对的，只是说存在 EGFR 突变亚裔比其他族裔的比例高、女性比男性比例高、中青年比老年比例高、不吸烟的比吸烟的比例高、非小细胞腺癌比其他肺癌比例高。吸烟肺癌患者中的 EGFR 突变比例相对较低。

中国不吸烟的中年妇女肺癌患者中为什么会有这么高的 EGFR 突变率仍然是科学上的一个谜，目前也没有特别让人信服的解释。有人猜测和中国妇女长期在厨房做饭吸入油烟有关，也有人觉得是人种遗传因素。不管如何，这算是不幸中的万幸，因为更多的中国人能从 EGFR 新药中获益，我常开玩笑说外国药厂意外地为中国人研究了一个新药。

第一代靶向药物能治疗哪些 EGFR 突变

EGFR 的突变并不完全一样，而是有几十种亚型，但最主要是两种：第一种是 L858R，也就是 EGFR 蛋白的第 858 个氨基酸从 L 突变成了 R，第二种是"19 号外显子缺失"，也就是 EGFR 蛋白中负责抑制它活性一部分被切掉了。这两种突变占到所有肺癌 EGFR 突变的 90% 左右，因此如果患者被诊断为 EGFR 突变肺癌，那多半就是这两种突变之一。大家拿到检测结果的时候，如果看到是 EGFR 突变，请留意一下是哪一类突变，因为如果不是这两大类突变，下面讲的靶向药物可能无效。

如果患者确实被诊断为这两种主流 EGFR 突变，那就是使用第一代的 EGFR 靶向药物的最佳人选。最有名的第一代针对 EGFR 的靶向药是易瑞沙（Iressa）和特罗凯（Tarceva）。这两个药功能非常像，对两种主要的 EGFR 突变效果类似，没有哪个更好的问题。易瑞沙在中国用得多，很大原因是因为它在中国首先上市。目前，易瑞沙在亚洲和欧洲用得多，特罗凯在美国用得多。这两种药的临床副作用也非常相似，主要是皮疹、腹泻和无食欲，这些副作用的根本原因都是因为药物不仅抑制肺癌中突变的 EGFR 蛋白，也能抑制正常细胞的 EGFR 功能。前面我提到了正常 EGFR 对表皮生长功能非常重要，因此 EGFR 药物使用后产生皮疹是预想得到的。这也不一定全是坏事，因为皮疹的出现是临床医生用来确认药物已经起效的最简单、直接的标志。

国产药和进口药有差别吗

和多数抗癌药物一样，进口药比如易瑞沙和特罗凯都非常贵，如果没有保险和赠药，每个月需要 1 万元人民币左右。因此中国政府和企业也一直努力开发国产的 EGFR 靶向药物。2011 年浙江贝达药业开发的 EGFR 靶向药物凯美纳（埃克替尼）顶着光环在中国上市，号称第一个中国自己做出来的小分子靶向抗癌药物。

从纯科学角度来看，凯美纳并不算 100% 原创，它和进口的特罗凯长得非常像（见下图），这其实是找到了外国药厂专利保护的一个漏洞。大药厂的老总眼泪在飞，他们的专利律师肯定被扣奖金了。

进口特罗凯和国产凯美纳，看出差异有多小了吗？

对中国的患者来说，凯美纳的出现是 100% 的好事，第一，它比进口药便宜不少，同时带动了进口药物的降价；第二，因为它不算完全原创，而是进口药的"近亲"，因此它的疗效和副作用都和进口药非常一致，这避免了很多临床风险。坦白说，如果真是完全不同的药，又没有在国外临床测试的数据，那反而更值得担心。凯美纳在中国顺利完成了 3 期临床实验，其参照组不是化疗，而是进口易瑞沙，足见其信心。实验结果也确实证明凯美纳和易瑞沙疗效没有区别。所以如果医生推荐，大家可以放心地使用国产 EGFR 靶向药物凯美纳。

抗癌新药研发是特别困难的事情，只要能合法地让更多患者用上新药，大家应该强烈支持中国本土制药企业。我以前写文章批评中国的乱象比较多，有人说我被美国人洗脑了。唉，其实我有一颗中国心，说起来都是泪。

出现抗药性了怎么办

第一代的靶向药物，虽然疗效显著，但无论是易瑞沙、特罗凯还是凯美纳，很多患者都会在使用药物 1 年左右出现抗药性，肿瘤可能开始反弹，这个时候怎么办呢？

每个患者对第一代药物产生抗药性的原因不尽相同，但是超过一半的患者是因为 EGFR 基因又产生了一个新的突变：T790M，就是 EGFR 蛋白的第 790 氨基酸由 T 变成了 M，这个突变直接导致第一代药物失效。

于是科学家开发了第二代 EGFR 抑制剂，代表产品是阿伐替尼（Afatinib），它不仅和第一代药物一样，能抑制两种主流 EGFR 突变，同时还能抑制新的 T790M 突变。可惜第二代药物在临床上的效果令人失望，主要原因是第二代药物虽然抑制新蛋白突变能力更强，它抑制正常 EGFR 的能力也比第一代药物更强，因此出现的副作用也更严重，这导致给患者使用药物达不到最佳的剂量和频率。由于剂量比理想状态低，因此对肿瘤的抑制作用有限。这就是我以前文章提到的药物"治疗指数"偏低：一个抗癌药物的好坏不仅仅看它杀死癌细胞的能力如何，也要看它影响正常细胞的能力，这两个特性差异越大越好，化疗药物一般两者都高，各种垃圾保健品两者都低，因此都不理想。

失败是成功之母，药厂并没有放弃，因为我们在这个过程中意识到，要开发更好的 EGFR 靶向药物，必须要找到能抑制新的 T790M 突变且不影响正常 EGFR 的抑制剂。明确目标后，大药厂的第三代 EGFR 的研发竞赛就轰轰烈烈地开始了。经过几年的努力，阿斯利康的新药泰瑞沙（以前叫 AZD9291）已经在美国和中国都被批准上市。它对由于 T790M 突变而对一代药物产生抗性的患者有很不错的疗效，同时由于第三代药物不再影响正常 EGFR 功能，皮疹和腹泻等副作用都大大将少，患者生活质量进一步提高。另外，由于第三代药物和第一代药物一样能够抑制主流 EGFR 突变（L858R 和 19 号外显子缺失），从长远来看，第三代药物有可能会取代易瑞沙，成为治疗 EGFR 突变肺癌的一线药物。目前临床实验正在比较直接

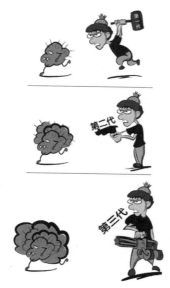

针对 EGFR 突变肺癌已经开发出三代靶向药物

使用三代药物和先使用一代药物再使用三代药物哪种效果更好。

写在最后

和 20 年前相比,格列卫、易瑞沙等抗癌靶向药物不仅明显延长了很多癌症患者的生命,同时由于副作用小、可以口服,极大改变了患者的生活质量。癌症很难治愈,因为它不断进化,不断对靶向药物产生抗药性,科学家都在很努力地理解这种进化,并试图找到它的弱点来开发新药物。虽然开发抗癌新药过程中有很多挫折,但整个领域明显是在进步的,新的靶向药物和免疫药物都给我们带来了很大的希望。如果你不幸得了癌症,请不要灰心,如果你对药物产生了抗性,也不要放弃,不仅因为乐观的心态是增强免疫系统对抗癌症的利器,同时,我们正在为之奋斗的下一个药物也许就能治好你!

(贾咏参与本文写作)

ALK 突变肺癌的靶向药物治疗

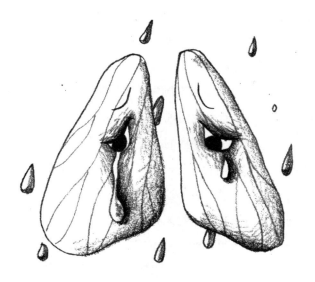

肺癌在中国和世界上都是致死人数最多的癌症，仅 2015 年，中国就有 73 万新增肺癌患者，同一年有近 61 万人因为肺癌而去世。更糟糕的是，由于平均寿命增加和各种污染加剧，中国肺癌患者的数量还会持续上升。从传统病理学上，肺癌按细胞形态可以分为小细胞肺癌和非小细胞肺癌，其中小细胞肺癌占 15%，非小细胞肺癌占 85%。非小细胞肺癌中又分为腺癌、鳞癌和大细胞癌。最常见的非小细胞肺癌是腺癌，患者里面有吸烟的也有不吸烟的，而鳞癌则几乎是吸烟者的专利，大细胞癌则包括了所有无法归到腺癌和鳞癌的其他非小细胞肺癌。从这一系列的"小细胞"、"非小细胞"、"大细胞"就能看出这种分类是完全基于眼睛观察的传统方法，从某种意义上有点落后。

在过去的 20 年，科学家对肺癌的理解增进了很多，尤其是在肺癌发生的分子机制上面。我们现在知道很多肺癌都带有特定的基因突变，这些突变就是这种癌症的标志，因此肺癌的分类慢慢地从纯形态学分类转为了基因特征（分子）和形态学（病理）混合分类。

对于药物开发来说，由于这些基因突变对癌症的发生和发展至关重要，如果我们能开发药物来抑制这些突变，我们就有能给患者带来更有效、副作用更小的治疗方式，这就是靶向药物，肺癌中最常见且有靶向药物的基因突变就是 EGFR 和 ALK。

ALK 基因平时在成年人肺部是沉默的，并不表达或者起作用。但由于种种原因，有时候 ALK 会发生突变而被激活，变成一个刺激肺部细胞生长的致癌基因。在中国人的肺癌中，3%~8% 有 ALK 突变。和 EGFR 很类似，ALK 突变在不吸烟患者中比例要大很多，10%~15% 的不吸烟肺癌患者有 ALK 突变。

那怎么才能知道患者是否是 ALK 突变呢？需要取肿瘤样品（手术切除样品或穿刺活检）进行基因检测。3 种主流检测 ALK 突变的手段：荧光原位杂交 (FISH)、聚合酶链式反应 (PCR) 和免疫组化 (IHC)。中国的大型肿瘤医院都在和检测公司合作，开展各类 ALK 突变检测，这 3 种手段各有利弊，准确率都不是 100%，最好能用两种以上方法确认。对于癌症的基因检测，目的不是为了知道基因突变，而是知道突变后能指导使用不同的靶向药物，这才是基因检测的临床价值。中国的基因检测市场鱼龙混杂，经常有很贵的癌症基因检测套餐，一下能测几百上千个基因，但事实上绝大多数基因突变对治疗是毫无意义的，因此没有任何价值，完全是花冤枉钱。

在中国，患者一旦确认是 ALK 突变，应该会使用辉瑞的第一代 ALK 突变抑制剂"克唑替尼"（Crizotinib），它 2011 年在美国上市，2013 年在中国上市，专门用于治疗 ALK 突变的肺癌。很多抗癌新药从美国到中国都有 2~5 年的滞后期。在针对新诊断肺癌患者（没有其他药物治疗过的）的 3 期临床实验中，克唑替尼对 74% 的 ALK 突变肺癌患者有效，84% 的患者存活时间超过 1 年。更重要的是，对已经进行过化疗，并且肿瘤已经对化疗产生抗性的肺癌患者中，如果确认 ALK 突变，仍然有 65% 的患者对克唑替尼响应，作为参照，如果继续使用化疗，则只有 20% 的患者获益。

不幸的是，和很多靶向药物一样，很多患者会在一年后对克唑替尼产生抗性，这时怎么办？

和其他靶向药物中采取的策略一样，药厂开发了新的针对一代 ALK 靶向药物抗性癌症的二代 ALK 药物，诺华和罗氏的二代的 ALK 抑制剂已经在欧美等发达国家被批准上市，给 ALK 突变癌症患者带来了新希望。

诺华的药物 Ceritinib 于 2014 年 4 月在美国首先上市，根据临床数据，它既可以作为一线药物用于治疗 ALK 突变的新肺癌患者，也可以作为二线药物用于治疗已经对克唑替尼产生抗性的患者。在克唑替尼抗性的患者里面，大约有 50% 对 Ceritinib 仍然有响应。这个药物现在正在中国申请进行临床实验，暂时还没有卖。如果患者有 ALK 突变，已经使用了克唑替尼，但没有反应，或者曾经有反应，现在有了抗性，那 Ceritinib 将是你最好的选择之一。另外，Ceritinib 也可以考虑作为一线药物，因为它的效果和克唑替尼相当，甚至要好一些。

罗氏和日本中外制药联合开发的 ALK 二代药物 Alectinib 2014 年在日本经过 2 期临床实验后，因为结果很好，没有做 3 期临床就直接上市了，它 2015 年也在美国上市。Alectinib 目前正在全球很多国家做大规模临床实验，包括中国（clinicaltrials 代号 NCT02838420）。但是在中国似乎只有台湾地区才有，但无论如何，这至少离中国患者稍微近了一点。这个实验的参照组是克唑替尼，充分显示了药厂的信心。

目前已经公布的结果表明，针对克唑替尼抗性的 ALK 突变患者，诺华的 Ceritinib 和罗氏的 Alectinib 效果是类似的，大家如果能买到其中一个，应该都可以。

小结

由于第二代 ALK 抑制剂还在中国进行临床实验，我们只能根据美国和日本的临床实验数据来分析中国患者的选择。对于新诊断的 ALK 突变肺癌，克唑替尼应该考虑作为一线治疗药物。当患者产生抗性后，则根据购买药物的可能性，考虑使用 Ceritinib 或 Alectinib 作为二线药物。如果对二代 ALK 药物再次出现抗性，则考虑使用化疗或其他实验类药物，比如免疫治疗。另外一种可能的方案是先进行化疗，然后再用克唑替尼作为二线药物，产生抗性后再用 Ceritinib 或 Alectinib 作为三线药物。普遍来说，这样的治疗方式至少会给患者平均带来 2 年的临床缓解。

（李南欣参与本文写作）

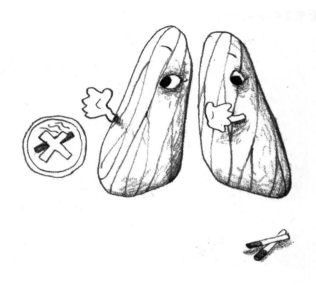

肺癌中的新型免疫疗法

最近在癌症治疗领域最大的新闻当属这一条："2015 年 1 月 11 日，施贵宝的免疫疗法药物 Opdivo 治疗鳞状肺癌的 3 期临床实验被提前终止。"

这是什么意思？

抗癌药物临床实验按照先后顺序分为 1、2、3 期。1 期为药物安全性测试（贵！），2 期是小规模患者中药物有效性测试（很贵！），3 期是大规模患者群体中药物有效性测试（超级贵！）。

药物进入 3 期临床实验，意味着药厂已经完成了 1 期、2 期临床实验，也意味着药厂已经投入了上亿资金，因此提前终止 3 期实验只有两种极端情况：

- 悲剧，新药出现严重安全问题或者临床结果惨不忍睹，不值得再浪费钱；
- 喜剧，新药疗效远优于对照组，因此再把患者放到对照组是不人道的行为，同时早点结束实验药厂也可以早点开始赚钱。

这次是喜剧："在该临床实验中，直接比较了 Opdivo 和标准化疗药物多西他赛对晚期鳞状非小细胞肺癌的疗效和安全性。在实验进行到一半的时候，独立的数据监测委员会发现免疫治疗新药组的患者生存期显著优于化疗药物对照组，因此施贵宝决定终止该临床实验！"

也就是说，由于免疫疗法药物在鳞状肺癌患者中的效果和副作用都远比现在使用的化疗药物优越，公司迫不及待停止实验，立刻上市卖钱！更让人震惊的是，施贵宝的上报材料交到 FDA 那里后，仅仅 3 个工作日就被批准上市，创造了 FDA 历史上审批最快纪录（一般需要好几个月）。FDA 给出的原因就是："患者等不起！"

　　这个药物的成功，不仅对制药公司是重大利好消息，也给广大肺癌患者，尤其是吸烟肺癌患者带来了新的希望。

　　吸烟者超过肺癌患者总数的 80%，但目前并没有很好的靶向药物用于治疗，因此多数患者都只能依靠"手术 + 化疗 + 放疗"的常规三件套来治疗，副作用大、生活质量比较低。同时由于吸烟肺癌的基因组紊乱、突变多、很容易对药物产生抗性，因此吸烟肺癌患者的治疗效果一直不好。化疗、放疗和靶向治疗都不好使，怎么办？

　　谢天谢地，现在癌症免疫疗法闪亮登场了。

　　就像上面新闻表明的，免疫疗法对一部分吸烟肺癌患者的疗效远超以往任何药物！目前证明有效的新型癌症免疫疗法有两大类：

　　• 药物疗法，主要是"免疫检验点抑制剂"，比如现在如日中天的 Opdivo 和 Keytruda；

　　• 细胞和基因疗法，比如 CAR-T 等。

　　这两种免疫疗法从作用机制、使用方法和针对的癌症种类都非常不同，药物疗法目前对某些实体肿瘤（黑色素瘤、肺癌、肾癌等）效果不错，而细胞疗法则主要在某些血液癌症里面效果明显。第 N 遍强调国内泛滥的所谓免疫（生物）疗法，比如 DC-CIK，是无效的。

　　2014 年是癌症免疫治疗的暴发年，Opdivo 和 Keytruda 这两个新型"免疫检验点抑制剂"药物在美国和日本被批准用于治疗最恶性的黑色素瘤，后来被扩展到用于治疗 10 多种癌症类型。CAR-T 疗法 2017 年 8 月在国外上市，用于治疗儿童急淋性白血病，临床实验中它对 B 细胞淋巴瘤或多发性骨髓将为也有不错效果。这些进口药在中国还未上市，因此无法直接买到。但是，它们都在中国进行临床实验。同时中国国产的"免疫检验点抑制剂"（包括 PD1 药物，

PDL1 药物），和国产的 CAR-T 也都在很多大医院进行临床实验。如果对这类药物感兴趣，大家应该多了解，并寻找合适的实验积极参与。

肺癌中的免疫疗法

针对肺癌的免疫疗法目前确定有效的是第一类："免疫检验点抑制剂"。据我所知，目前还没有公司开发出对肺癌有效的 CAR-T 疗法（不是不想，而是没找到好办法），以下文中提到"免疫疗法"，都特指"免疫检验点抑制剂"。

免疫治疗在肺癌中的成功毋庸置疑，但是这和吸烟有什么关系呢？

大家要注意 Opdivo 这个成功的临床实验不是针对所有的肺癌，而是针对一种特定亚型：晚期鳞状非小细胞肺癌。而这种亚型最大的特点就是和吸烟密切相关，绝大多数晚期鳞状肺癌患者都有长期吸烟史。

为什么药厂选择了和吸烟相关的鳞状肺癌做实验？我觉得有两个主要原因：第一是因为鳞状肺癌几乎没有新药可用，是个巨大的空白市场；第二则是药厂已经知道或者猜想到了吸烟相关鳞状肺癌对免疫治疗的反应会很好。

这又是为何？为什么吸烟导致的肺癌对免疫治疗的反应良好？

这就要提到另外一件震动了科学界和医学界的事：2014 年底，几乎同时，3 篇《自然》、1 篇《新英格兰医学杂志》的顶级研究文章发表，从不同角度证明了目前的免疫疗法对突变基因数量多的癌症效果更好。

菠萝的第一反应就是：这是给吸烟肺癌患者最好的新年礼物！

还记得我前面说的吸烟肺癌基因乱七八糟，因此传统治疗对吸烟患者效果远低于不吸烟患者吧？！但对免疫疗法来说，临床实验效果却不是这样：免疫治疗对吸烟患者的效果并不比不吸烟的差，甚至更好。

这几篇论文就是详尽地描述了这个现象，并提出了解释：基因突变数目越多，免疫细胞识别肿瘤的可能性越大，免疫治疗效果就可能更好。吸烟肺癌患者中大量的基因突变虽然导致他们对化疗和靶向治疗反应不佳，但却意外增加了免疫疗法起作用的机会。

所谓柳暗花明又一村，虽然过去 10 年的靶向药物大爆炸中，吸烟肺癌患者获益很少，但在未来 10 年的免疫药物浪潮中，这些患者很可能成为受益最大的人群之一。

由于患有科学家强迫症，最后我还是想啰嗦两句：

第一，目前免疫疗法只对 20% 左右肺癌患者有效，无论患者是否吸烟都是如此。为什么对 80% 的患者无效，我们还不清楚。科学家们还在研究更多的免疫药物，相信以后能有更多患者从新疗法中获益。

第二，我仍然旗帜鲜明地号召大家戒烟！免疫疗法能治疗一部分以往几乎无药可治的吸烟肺癌患者，这是应该感到高兴的事情，但吸烟肺癌患者抗药性更强的这个本质特征仍然存在。免疫疗法很新，新到我们对它的抗药性理解还不够，理论上来说吸烟肺癌仍然可能会更快出现抗药性。

还是那句话，为了不得肺癌，请不要吸烟；为了得了肺癌比较好治，**请不要吸烟**！

热肿瘤和冷肿瘤

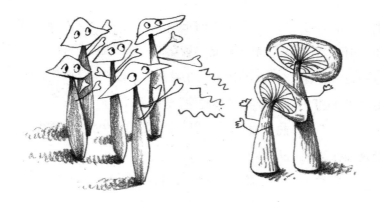

肿瘤分类有很多方法，按照良性、恶性程度可以分为1期、2期、3期、4期；按照是否转移可以分为原位肿瘤和转移性肿瘤；按照发生部位分为肺癌、直肠癌、肝癌等等。而最近科学界又搞出了一个新的分类："热肿瘤"和"冷肿瘤"。难道不同肿瘤还有不同温度吗？

"冷热肿瘤"乍听起来有点像是中医里面的"阳盛阴虚"的说法，但这是地道的西方癌症研究领域中出现的新名词。热和冷，其实反映的是一个肿瘤里面包含免疫细胞的多少。和大家想象的不同，肿瘤不是一大团癌细胞无规则聚集在一起，而是一个复杂的系统，里面不仅仅有癌变的细胞，还有很多共生的正常细胞，比如血管细胞、免疫细胞等，正常细胞和癌细胞之间相互作用、互相影响。免疫细胞就是常见的、与癌细胞共生的正常细胞类型。如果癌细胞周围的免疫细胞多，那这个肿瘤就是热肿瘤，反之则是冷肿瘤。我们之所以关心癌细胞的冷热，是因为现在很受追捧的"免疫检验点抑制剂"对"热肿瘤"有用，而对"冷肿瘤"基本无效。

为什么有"热肿瘤"和"冷肿瘤"之分？为什么有些肿瘤中有免疫细胞，有些没有？

肿瘤的发生一定需要躲开免疫细胞的监控。一般有两种情况，第一种是肿瘤细胞装正常细胞装得特别好，隐藏得很深，免疫细胞完全没有发现异常，在显微镜下看，这类肿瘤中间往往没有免疫细胞的影子，这就是"冷肿瘤"；第二种情况是肿瘤细胞没有装，免疫细胞已经识别并包围了肿瘤细胞，但肿瘤细胞进化过程中启动了免疫抑制，阻止了免疫细胞杀死癌细胞。如果我们在显微镜下面看这类肿瘤，会发现肿瘤中其实有很多"充满正义感"的免疫细胞，但它们没能发挥作用，这就是"热肿瘤"。对"热肿瘤"患者使用免疫检验点抑制剂疗法，就会帮助已有的免疫细胞启动，起到杀伤并清除癌细胞的效果。而对"冷肿瘤"，由于免疫细胞根本就不认识肿瘤细胞，启动免疫系统也没用，因此免疫疗法效果很差。

这就像社会上的流氓有两种，一种隐藏得很好，外界看起来完全是善良人士，比如华山派掌门人岳不群先生，大家根本就认不出来；另一种则是地方一霸，比如西门庆大官人这种，和官府勾结，大家都知道是坏蛋，却也拿他没办法，但是这个时候如果中央反腐，从外省调个纪委书记过来，千夫所指之下，西门庆就得完蛋！冷肿瘤就像岳不群，热肿瘤就像西门庆，现在的免疫疗法只能搞定西门庆，暂时拿岳不群没办法。

那什么东西决定肿瘤细胞是否能被免疫细胞识别呢？

免疫细胞（这里特指 T 细胞）绝对是"外貌协会"的：它们特异性地识别和杀死细胞，主要靠的是这个细胞表面呈现的特征。我以前文章说过，癌症是内源性疾病，癌细胞在绝大多数方面和正常细胞长得非常像，虽然我们知道它有问题，但免疫细胞要靠外表差异找出癌细胞来还真不容易。但如果能满足两点，免疫细胞就能特异识别癌细胞：①如果癌细胞里面有一些突变基因制造出了突变蛋白；②如果突变蛋白片段被呈现到了细胞表面。这个呈现过程由"抗原呈现细胞"完成，癌细胞自己和它周围别的细胞都可以呈现癌细胞的突变蛋白片段，这个免疫生物学有点复杂，大家不用太纠结，只需要记住有两个关键步骤：要有突变蛋白，突变蛋白得呈现到细胞表面。

可惜，绝大多数的癌症突变都不会造成突变蛋白，而绝大多数突变蛋白都不会被呈现到细胞表面，因此免疫细胞识别癌细胞基本靠碰运气。最近的研究表明，一个癌细胞平均要有100多个突变，才会出现一个能被免疫细胞识别的表面特征。这就让癌细胞能否被识别成了概率问题：癌症细胞的突变数量越多，机会就越大！

知道了这个，大家就会更明白为什么菠萝上次说免疫疗法对吸烟肺癌患者的效果更好，因为抽烟肺癌患者的癌细胞平均突变超过了200个，有些还高达1000多个，所以抽烟的肺癌患者体内的免疫细胞很可能已经能够识别并包围了癌细胞，只是平时被抑制住了。于是也可以推论吸烟患者中的肺癌很大一部分都是"热肿瘤"，而这些患者很可能是现在免疫疗法的最大受益者。相反，对儿童癌症或者不抽烟的肺癌患者，肿瘤的突变数目少，很多都是"冷肿瘤"，因此目前免疫疗法对他们效果可能有限，而更适合用靶向药物，或具有靶向特性的免疫疗法，比如CAR-T。

最后要说明一下，肿瘤的"冷热"并不是决定免疫疗法效果的唯一因素。现在的免疫疗法只对20%左右的吸烟肺癌患者有效。一方面不是所有吸烟肺癌都是"热肿瘤"，另外由于不知道的原因，现有的免疫疗法也不是对100%的"热肿瘤"都有用。虽然对20%的晚期吸烟肺癌患者有效已经是个非常大的突破，但显然我们在和癌症做斗争中还有很长的路要走。

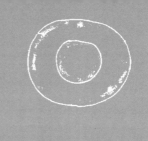

那些坊间关于癌症的传言

关于癌症的传言比癌症本身更可怕，它不仅给大家带来莫名的压力，而且可能耽误治疗。在这里，我和大家一起看看关于癌症最常见的 10 个传言，告诉你哪些靠谱，哪些不靠谱，以及每一个传言背后的科学和伪科学。

转基因食物致癌吗

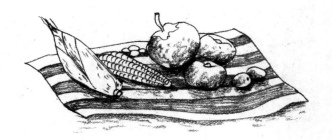

"转基因"绝对是近几年在各个媒体出勤率最高的词汇之一，所有能"炒"的都"炒"过了，所有能"吵"也都"吵"过了。作为一个癌症生物学科学家，我负责任地说：目前为止没有任何一篇经得起推敲的高质量研究论文证明转基因食物能致癌。网上盛传的法国研究的大鼠吃转基因食物致癌的文章，我专业的评语是：扯淡。这篇文章由于问题太多，已经被撤稿了。

"转基因食物完全无害"，本身就是一个在科学上无法证明的命题。即使它一直无害，保不齐100年后会不会有一个人因为转基因而中招了呢？

转基因的安全问题当然值得研究。但从科学态度来讲，既然这么多年，这么多科学家想寻找转基因食物对人体有害的证据都失败了，那直到有人能证明它有害之前，它就是无害的！我个人觉得转基因有害的可能性是微乎其微的。

有人问：科学家没事搞转基因干吗？可能性无外其二：一是为了省钱，二是为了赚钱。

我们这种"无聊科学家"，研究转基因农作物或者动物，无非是为了让它们在生长中产生竞争优势，要么长得壮、要么长得快、要么多结果、要么不被虫咬，归根到底，都是为了降低成本，喂饱更多人。这其实和以前袁隆平做人工选育水稻的目的是一致的，只不过随着科学家对生物科学，尤其是基因重组技术理解的增加，我们终于可以不靠天吃饭，而自己能够构造出更优良的动植物来卖钱。地球人口还在高速增长，在2040年左右预计将达到80亿，对食物的需求会翻一倍，如果没有转基因作物，随着土地减少，人口增加，很多人吃不饱，到时候还有人在乎转基因不转基因么？

大家谈转基因色变，但是到底什么是转基因，我估计很多人没有真正的概念，其实转基因的本质是给细胞加入新的功能蛋白质，这些新蛋白质或许能促进生物体生长，或者能产生抗药性等等，但是无论如何，它们只是蛋白质。所以我们吃转基因食物，就是吃了传统食物 + 新蛋白质。那转基因食物是否致病的争论的本质就应该是新引入的蛋白质是否对人体有害。

我之所以觉得转基因有害的可能性微乎其微，是因为这种新引入的蛋白质有害的可能性微乎其微。

第一，人类还没有掌握自己创造全新功能蛋白质的能力。转基因引入的所谓新蛋白质，其实都是自然界存在的，只是我们把生物体 A 的某种优势蛋白，加入到生物体 B 中，让 B 获得这种特性。比如给牛转基因，加上人的胰岛素蛋白，这样牛奶中就可以提取胰岛素了。既然是自然界中存在的蛋白质，那么转基因蛋白就没有理由比正常蛋白更有害。

第二，所有的蛋白质都是 20 种基本氨基酸构成的，在人的胃和小肠里都会被蛋白酶分解成氨基酸而被吸收。所以无论蛋白质是什么转基因的产物，最终被人体吸收的都是那 20 种氨基酸。红烧转基因荧光双眼皮鲨鱼和红烧青藏高原纯净无污染鲤鱼，吃到肚子里都是一样的；转基因五彩玉米饭和黑土地五谷杂粮营养饭，吃到肚子里也都是一样的。

总而言之，对于转基因，现在没有证据说明它对健康有任何害处，大家大可不必谈"转"色变。我个人长期吃转基因食物，并不担忧。就食品安全来说，比转基因危险得多的是农药滥用，这才是真正会致病乃至致癌的东西。

网上有个传言说美国人自己不吃转基因食物，专门用来毒害中国人。我可以负责任地告诉你这是大谣言。我在美国生活了 10 多年，不知道吃了多少转基因的食物，大豆、玉米、土豆估计多数都是转基因的。欧洲确实对转基因控制很严，而美国基本是完全放开的。确实有不少美国民众也对转基因很恐惧，天天抗议，要政府强制要求所有食物都标明转基因和非转基因。政府很犹豫，因为这会让各种食品的生产销售过程中添加很多环节，大幅增加食品成本，对群众，尤其是低收入民众是没有任何好处的。

当然，我完全理解大家对不熟悉东西的担忧，支持大家吃自己信得过的食物。对于是否吃转基因食物，完全是个人选择，如果你真的担心转基因，又能买到且买得起确定非转基因的食品，那自然是最好。如果像我一样，没有条件也没时间去仔细鉴别每种食物是不是转基因，不如放轻松一点，与其天天窝在网上看转基因的新闻，不如出去跑跑步来得健康。

我个人担心的是，就算有些商家给食品标上了是非转基因，大家会相信吗？也许社会公信力的缺失才是最亟待解决的问题。

中医能治癌症吗

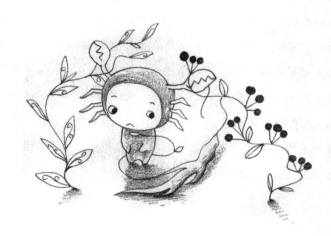

先说明一下，这可能是这本书里最不"科学"的一篇，里面充满了比较多的个人情感和个人价值观，与"科学家"身份无关。

我从小身体孱弱，中药汤吃了无数，西药也吃了很多，所以个人作为优秀小白鼠，对中医、西医都有丰富的第一手资料。扁桃体发炎的时候有时吃青霉素胶囊，也有时候喝板蓝根冲剂，青霉素来得快，板蓝根来得很慢，但是最后反正都好了。生活中很多小毛病都是这样，吃中药确实也能好。

但是到了癌症这里，西医基本实现了垄断，从放疗、化疗、靶点药物、骨髓移植到最近火得不行的免疫治疗，无一不是西医的理论和实践。

那么中医能治疗癌症吗？作为普通群众，我觉得答案应该是"能"，毕竟在现实中确实有光吃中药就稳定下来的癌症患者；但是作为被西方科学系统"洗脑"过的科学家，我又非常犹豫，因为我并不知道患者"如何"或者"为什么"被中药治好了。

中医和西医之争，我觉得更多是哲学之争，而非纯粹的科学之争。中医强调"系统"和"经验"，西医强调"对症"和"证据"。在西医系统里面，你不仅需要治好患者，而且还要明确知道为什么治好了，所以我们在药厂一方面开发药物，一方面拼命寻找和药效相关的"生物标记"（biomarker）。有一个能预测药效的"生物标记"是非常重要的，比如诺华最新的抗肺癌药 Zykadia，只对 ALK 基因突变的患者才有用，在临床实验和目前进入市场后，只有基因测序是 ALK 突变的患者才会使用 Zykadia，因为如果患者没有这个突变，用这个药完全无效。

中医则完全没有这个"困扰"，只要治好了患者，即使 100 个里面只治好了一两个，我们就会说中药有效。这是很多西方人不相信中医，很多中国科学家近年来对中医排斥的重要原因：中医到底是拼运气还是真科学？！

但是在癌症这件事情上，其实治愈率低不是根本问题，因为即使西方上市的抗癌药，如果不用"生物标记"而用到未经筛选的癌症患者身上，效果也是非常差的。比如 Zykadia 如果用到所有肺癌患者身上，有效率大概只会有 2%~6%（因为只有 3%~8% 肺癌患者有 ALK 突变，而 Zykadia 对 70% 左右 ALK 突变患者有效）。

事实上，以往在"生物标记"被广泛理解和应用之前，很多西方的抗癌药都过不了临床实验，因为这些实验药物对绝大多数 (95% 以上) 患者都没效果。现在美国的药监局正在联合各大药厂开展一个大项目：从以前失败的药物中淘金子。理由是虽然那些失败的实验药物在大规模临床实验中对多数患者都没什么效果，但如果对其中一个或者几个患者有效，而且我们能用现代新的生物检测技术知道这一个或者几个患者有什么特别之处（基因突变、肿瘤代谢、表观基因组学之类的），也许这些"失败"的药物就能焕发第二春，被开发成只针对某类患者的"特效药"。

同样的道理，我觉得中医治疗癌症之所以为许多人质疑，是因为它对绝大多数人都没什么效果，如果用在所有癌症患者身上，可能根本过不了双盲实验。如果能把"生物标记"的概念引入中医，是不是就能改变大家的观点，找到可靠的中医疗法呢？还没那么简单。因为中药还有一个严重不符合西方科学观的东西：靶点是未知的！西药的"生物标记"绝大多数时候都和药物的靶点直接相关，比如 Zykadia 直接针对的就是突变的 ALK 蛋白活性,这同时也是"生物标记"。中药就麻烦了,"调养五脏六腑"、"增强身体功能"、"促进代谢废物排出",这类综合调理的理念在中医里司空见惯,但是在西方科学家眼中,这简直就是伪科学。

我们之所以不知道中药的靶点,是因为我们不知道中药里到底有什么,到底那一大锅东西里面什么是有效成分。一堆的草药、动物尸体、动物粪便(比如夜明砂)之类的东西煮在一起,谁知道里面到底什么是有效成分?别说中药了,你知道"小鸡炖蘑菇"里面什么是有效成分吗?

现在很多人尝试用现代科学的方法分离中药中的核心有效成分,可惜成功的很少,但是偶尔也有运气好的,比如大名鼎鼎的青蒿素。这种从中药青蒿中提取的化合物对治疟疾有奇效,在世界上救了几百万人,在 2015 年获得了诺贝尔奖。我个人觉得如果中药是"单方",提纯化合物可能还有希望,如果是"复方",用现在的技术和理念,大家真可以洗洗睡了。不幸的是中药绝大多数都是复方。

目前,我觉得纯靠中医取代西方药物来治癌症风险太大,成功率可能很低,且不可重复。但是中医作为西医化疗、放疗后的身体调理,理论上会有优势。西医的弱点是靶点太单一,要做全面身体调理基本不可能的,这个时候,也许中药反而会好一些。

改变中医在抗癌界地位的最终方法还得是大规模临床双盲实验,让客观效果说了算。这是不变的真理,对各种医疗办法和技术都适用,无论你是东方医学还是西方医学、喜欢混沌还是单一。

最后说句不科学的幻想:最近两年癌症研究领域的最大突破是

临床上免疫疗法的成功，比如在皮肤癌中的效果超越了现有的所有药物，让很多只能活几个月的患者癌症彻底消失，10年都没有复发！我一直觉得中医中很多药强调的系统调理也许靶点是在免疫系统？！如果真能证明，也许我们真能有幸有一天在抗癌药物领域看到中国传统医药大放异彩。

抗氧化剂真能防癌吗

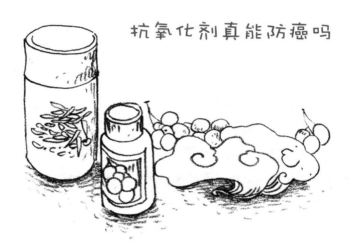

　　小时候在四川常常跟着爷爷和爸爸泡茶馆。在美国，喝茶近20年也慢慢流行起来，因为相对咖啡，茶含有相似量的咖啡因，但是喝茶对身体更好，因为茶有保健功能，富含抗氧化的成分。

　　不知从何时开始，"抗氧化"成了家喻户晓的词，尤其是各类保健品们，都愿意给自己带上"抗氧化"的标签。从简单的维生素E、胡萝卜素，到名字更高级的"灵芝孢子粉"、"葡萄籽油"、"虾青素"，无一不是以"抗氧化"作为主要卖点。抗氧化保健品号称能预防衰老、预防癌症、预防糖尿病、预防老年痴呆、增加怀孕几率、改善皮肤、改善睡眠和减肥，听起来很是神奇！

　　商家宣传抗氧化保健品和健康关系时候的主要观点：①我们的身体无时无刻不受到各种内在因素和外在因素的摧残，会产生氧化自由基，破坏DNA，导致坏细胞出现；②坏细胞是导致衰老和癌症的根本原因；③抗氧化保健品能阻止氧化自由基的形成，从而预防衰老或者癌症。

　　这里面的"①"是有科学依据的，"②"单独看也是基本科学的，"③"则是彻头彻尾的"伪科学"和"洗脑广告"。要成为一个优秀的伪科学，一定要包含一定的真科学成分，这样混杂在一起，大众才会无从分辨。抗氧化保健品从整体来说无疑是个携带优秀基因的"伪科学"。

　　氧化自由基确实能破坏DNA，但它破坏能力有限，产生的坏细胞有限，而且绝大多数（>99.99%）被自由基破坏的细胞都会很快被我们的免疫系统自动清除，根本轮不到它们来引起衰老或者癌症。真正导致衰老和癌症的，是系统性的变化。退一步讲，即使有个别被自由基破坏的细胞活下来了，靠外源吃抗氧化剂来清除这种细胞或者预防这种细胞的产生是不可能的，这个需要的是能直接作用于细胞内部的抗氧化剂，吃是吃不进去的。抗氧化保健品的一切好处都发生在群众的想象之中。

抗氧化保健品的流行并不起源于中国，而是在科技发达的美国。抗氧化剂，例如维生素 C、维生素 E 作为普通保健品，刚开始在美国并不怎么流行。唤起群众想象，把抗氧化保健品真正推向广大消费者的，不是医生或者商人，而是一些有社会号召力的名人，比如鲍林同学。

鲍林（Linus Pauling）是美国最有名的化学家之一，在量子化学和结构化学上有相当伟大的贡献。他先在 1954 年得了诺贝尔化学奖，又在 1962 年得了诺贝尔和平奖，成为历史上仅有的两位得过两个不同的诺贝尔奖的人之一，另一个是居里夫人。但我个人觉得诺贝尔和平奖就是一个笑话，完全是政治奖，到处打仗的美国总统奥巴马居然也拿了和平奖，大家就都懂了。也许是鲍林拿完两个奖还不够，想拿第三个医学诺贝尔奖，成为宇宙第一人。所谓不想当好医生的和平使者不是好化学家，鲍林在后半生开始拼命推崇用维生素 C 来治病，开始是治感冒，后来发展到治癌症。他还利用他的名声，和很多医生合作，像模像样地设计临床实验来证明癌症患者吃维生素 C 能延长寿命，发了好多论文，加上媒体的宣传，一下子抗氧化剂成了神药，大家趋之若鹜。结果很快就有严谨的科学家发现鲍林的临床实验设计有一个严重问题：他区分吃维生素 C 和不吃维生素 C 两个组癌症患者的时候没有平等，吃维生素 C 的一组患者本来症状就比不吃的轻很多，因此即使不吃任何东西，这一组患者也理应活得更久。后来美国梅奥医院等大医院做了更大规模的实验，发现维生素 C 对治疗癌症和别的疾病完全无效。但群众对名人的信任是无限的，无论这个名人是不是这方面的专家，一个想当好医生的化学家加和平使者成功地给群众上了一堂"伪科普课"。同时，嗅觉敏锐的商家一看机会来了，迅速加入洗脑队伍，同时推出各种抗氧化产品，大做广告，抗氧化保健品的"伪科学"就此席卷美国社会，后来蔓延到世界各地。

戴·比尔斯（De Beers）公司 1947 年的一个广告："A Diamond is Forever（钻石恒久远）"，被评为 20 世纪最佳广告，因为这一个广告彻底改变了钻石的地位，把钻石从普通透明矿物，变成了最高级的珠宝和身份的象征。钻石戒指此后成了订婚戒指的唯一选择。事实上，在这之前很少有人在戒指上带钻石，订婚戒指上一般是红宝石、蓝宝石之类。到了现在，没人会再去追究为什么钻石那么贵，为什么"钻石恒久远，一颗永流传"。情人节的玫瑰花和巧克力、万圣节的变装服饰和糖果、圣诞节的礼物和家内外装饰，无一不是商家和广告商的炒作和推波助澜，成功在很短时间内改变了整个社会的价值观和消费习惯。抗氧化营养品推广也是一个非常成功的广告战役。

抗氧化保健品在抗癌、抗衰老上的效果在科学界一直是有很大争议的。目前为止，所有的大规模双盲临床实验都证明长期吃抗氧化保健品对健康并没有任何好处。如果吃抗氧化剂就跟喝白水一样完全没用，可能还好，但关键是有一些证据说明吃多了抗氧化保健品对身体并不好。比如 2013 年的一篇科学报道发现长期吃抗氧化药物会增快动物模型的癌症生长速度。在美国国家癌症研究所的官方网站上也明确指出，吸烟的肺癌患者如果吃抗氧化药物，实际上会加速肿瘤生长和复发。由于抗氧化剂保健品的市场实在太大了，政府非常谨慎，现在欧美有几个很大规模的临床实验，想彻底地验证抗氧化剂在放疗和化疗后对患者的影响，我们拭目以待，但是从历史上所有的数据来看，也许没有副作用就是最好的结果了。

在我看来，饮食均衡、健康才是王道。如果确定缺乏某些微量元素，比如铁、钙，那吃点便宜的保健品没什么问题。而对包装得非常高大上的各类保健品，能少吃就少吃，以后谁再给你推销神奇的抗氧化保健品，请三思后拒绝。

对于防癌，心情好才是真的好，免疫系统好才是真的好！好好吃碗白米饭对免疫系统的帮助比任何神奇的抗氧化保健品都更大。

酸性体质致癌吗

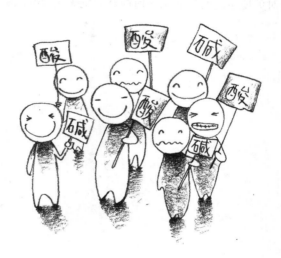

近几年，"酸性体质"这个概念大火。按照某些"专家"的说法，酸性体质容易得各种疾病，包括癌症。大家都想知道自己是不是酸性体质，如果是的话，怎么才能调节平衡，弄得碱一点？吃咸菜有用吗？

有媒体报道称：健康人的血液是呈弱碱性的，大概 pH 值是 7.35～7.45 之间，一般初生婴儿体液也都属弱碱性。但环境污染、不正常生活及饮食习惯，使我们的体质逐渐转为酸性。酸性体质者常会感到身体疲乏、记忆力减退、腰酸腿痛、四肢无力、头昏、耳鸣、睡眠不实、失眠、腹泻、便秘等，85% 的痛风、高血压、癌症、高脂血症患者都具有酸性体质。因此，医学专家提出：人体的酸性化是"百病之源"。

这一段话完美地诠释了我前面说的：第一句是科学的伪科学才是优秀的伪科学！健康人的血液确实是弱碱性，pH 值 7.4 左右，刚生婴儿的血液 pH 值也是 7.4 左右。但是这家媒体的专业水平也就到此结束了，后面的全是伪科学。事实上，不管你是婴儿还是 90 岁老顽童，血液的 pH 值几乎一样，都是弱碱性！

人体内有 3 套系统来保证血液 pH 值是 7.4 的弱碱性：呼吸系统、肾脏尿液排泄系统和体液系统。如果身体酸性或碱性短暂增强，呼吸系统将会在几分钟之内就反应，加速或减缓排出二氧化碳（酸性），从而在几分钟之内就把 pH 调节回去；肾脏系统的反应会慢一点，但是也会在几天内慢慢增加或减少酸性物质进入尿液。人的尿液 pH 正常范围是 4.6 到 8.0，也就是说酸性和碱性都正常，这是一个非常强大的平衡系统。体液调节 pH 主要靠里面的各种蛋白质和缓冲离子。因为构成蛋白质的氨基酸既有酸性也有碱性，可以吸收或者释放酸性氢离子，所以蛋白质是超强大的 pH 缓冲系统。而且好消息是，我们身体中有大量的蛋白质！

在这 3 套强大酸碱调节系统的监管下，没有人的血液是酸性的 (pH<7.0)，所以也就不会有酸性体质致病这种说法。事实上，如果血液 pH 到了中性（pH=7.0），还没到酸性，人就已经死了。

"酸性体质"这个伪科学其实是比较容易被揭穿的，你可以到医院去问一下：能帮我测测我身体是酸性还是碱性的吗？恐怕没人能帮你，因为全世界没有一个医院能给大家测身体的"酸碱度"，反正一量都是 7.4。既然没有医院常规测试酸碱性体质，那"85 %的痛风、高血压、癌症、高脂血症患者都是酸性体质"这种结论是从哪里来的呢？只能是某些收了钱的"医学专家"编造的，为了卖一些所谓能"排酸"的保健品罢了。

中国正在大踏步地迈进老龄化社会，大家对医疗保健空前重视。投机商家和伪保健品专家们也看准了这个机会，借由各种"科普"的机会给大家宣扬各种莫须有的保健知识。我的一位好朋友刚回中国顶尖大学之一当教授，他说不时有各种保健品企业要送他一大笔钱，换取他为某保健产品的书面支持，这样企业就可以堂而皇之地贴上"哈佛大学博士、××大学医学院教授郑重推荐"的标签，我相信这样的广告是很有迷惑性和吸引力的。我的朋友不愿意收取这种钱，但是肯定有人愿意。所以大家无论看到什么样的专家，请记住，基础研究也好，临床医学也好，任何真正的科学都是有据可查的，没有引用文献的"专家语录"都是伪科学，并不是白头发多的老头儿说话就靠谱。

"酸性体质"论者还常拿出"酸中毒"这个概念来混淆视听，忽悠大家。"酸中毒"还真是严重的临床问题，它往往是因为呼吸系统有了问题，无法正常排出二氧化碳，或者是肾脏出了问题，无法通过尿液排酸，但这只是肺部或者肾脏疾病的急性临床表现之一，和慢性酸性体质没有任何关系。

事实上，对应"酸中毒"，临床上还有同样严重的"碱中毒"，持续呕吐、过度失去胃酸都可以引起碱中毒。甚至还有"水中毒"，当短期内饮用水过量时，比如参加无聊的喝水比赛，会导致体内电解质浓度过度降低，从而影响大脑功能，特别严重的还能致死。显然我们不会因为"水中毒"的存在而得出"水体质有害，我们要常常排水"的结论。相似的道理，"酸中毒"现象的存在也不能给所谓的"酸性体质要排酸"提供任何依据。

也有人指出"酸性体质"不一定指 pH<7.0，而是一种身体状态，就像中医里面那种"阴虚"或者"阳虚"之类的说法。

我觉得，第一，如果酸性体质的理论是从婴儿出生和人健康时 pH 为 7.4 是弱碱性这个事实开始的话，酸性体质就一定和 pH 相关，要不然你就不要拿 pH 7.4 来做你的参考。第二，如果"酸性体质"和 pH 无关，你至少得告诉我用什么客观标准，我可以接受非西医的理论，脉象、气血也可以，只要经得起客观检测，来一个人，你就能告诉大家这不是酸性体质，并公布大规模人体数据来支持你的结论。别颠倒因果告诉我"得病了身体就是酸性的，健康就是碱性的"。我还可以瞎编说"得病的身体就是甜的，健康身体就是苦的，大家应该排糖"呢。

如果大家非要说：菠萝，你是一个被西方科学洗脑了的伪科学家，根本不懂中国传统医学。那我欢迎大家批评、讨论。

高大上的防癌体检靠谱吗

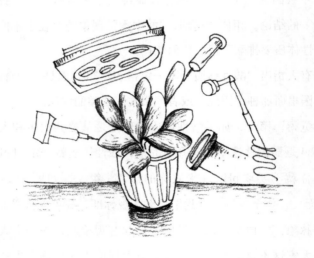

国内现在有各种各样的防癌体检套餐，肿瘤标记物、PET[1]-CT、新一代基因测序，一个比一个拉风，一个比一个贵。比如近几年被誉为防癌体检神器的"全身PET-CT"，价格近万元，却丝毫阻止不了大家的热情。有钱就去做个PET-CT！爱他（她）就送他（她）去做PET-CT！我一个哥们儿公司的年终大奖就是赠送优秀员工PET-CT防癌体检套餐。还有很多人把去日本做PET-CT搞成了专门的旅游项目。那么问题来了，体检是不是越贵越好？这些高大上的防癌体检有用吗？

菠萝可以负责地告诉大家，在美国是没有普通大众会去做PET-CT或者肿瘤标记物这类防癌体检的。我没有做过，我老板没有做过，我周围的人都没做过。

美国人为什么不去做？不是因为穷或者笨。原因很简单：保险公司拒绝报销任何费用！

大家也许知道，在美国，医疗费用绝大多数由私营保险公司承担，因此任何一种检查或治疗方式想要收到钱，都必须经过保险公司严格的审查。保险公司目的是赚钱，因此只会对有用的产品付费。"有用"包括两层含义，如果这东西对患者必需，那肯定有用，例如抗癌新药；如果这东西不必需，那就要看长期而言它是否能给保险公司省钱，比如防癌体检。

晚期癌症的治疗是非常贵的，如果能靠体检早发现癌症，减少晚期癌症患者，那么对保险公司而言是非常有利可图的。因此，虽然保险公司是商业机构，最终目的是赚钱，但面对防癌体检，他们

1　PET: positron emission tomography. 正电子发射计算机断层显像。

和患者的利益是完全一致的，都是希望早日发现癌症，早日治疗，避免晚期癌症发生。

PET-CT 或者肿瘤标记物对癌症患者或极少数超高危人群（比如安吉丽娜·朱莉）是有价值的，这些无创检查能帮助监控癌症进展，尤其是复发。但它们给健康人做体检筛查是无效的，因此保险公司不推荐大众做昂贵的防癌体检，也不报销费用。值得注意的是，这种态度不仅仅限于商业保险机构，美国国家癌症研究所和美国绝大多数医生也都不支持大众做 PET-CT 或肿瘤标记物体检。

中国之所以成为过度医疗的重灾区，主要原因就是因为钱是从老百姓自己口袋里出，缺少了"唯利是图"但科学上极专业、严格的保险公司，加之中国政府监管部门的不作为，导致商家可以肆无忌惮地大做广告忽悠老百姓。

下面我简单分析一下为何 PET-CT 不适合给普通人做防癌体检。

PET-CT 的主要价值是用于局部癌症（比如肺癌）患者的确诊和复发的监控，美国权威机构明确反对使用全身 PET-CT 给健康人体检，一是它用在普通大众身上有很高的"假阴性"和"假阳性"概率，对于发现早期癌症几乎没有价值；二是因为 PET-CT 本身就致癌，因此普通人根本就不应该用。

和很多广告宣传的不同，全身 PET-CT 扫描分辨率并不高，对于小体积的早期肿瘤毫无办法。临床上使用 PET-CT 多数时候都只专注看一个地方，比如肺癌患者就只看肺部、脑瘤患者就只看脑部，必须知道看哪里，才能看出区别，如果你都不知道看哪里，看 PET-CT 基本就是抓瞎。同时，PET-CT 对不同癌症种类敏感度不同，膀胱癌、前列腺癌等常见癌症很难通过全身 PET-CT 发现，因此，这个测试有很多"假阴性",也就是说有癌症查不出来。

同时,PET-CT 也有很多"假阳性",也就是没有癌症被误诊为癌症。炎症、结核等良性病变都可以被 PET-CT 误诊为癌症,导致过度治疗。比如,PET-CT 体检在中国台湾地区曾导致多名患者甲状腺炎被误诊为甲状腺癌、肺结核或肺炎被误诊为肺癌,从而导致错误手术切除器官的悲剧。

如果 PET-CT 只是没用,只是"谋财不害命"也就罢了,但更糟糕的是,PET-CT 是带较强放射性的检查,本身就是"致癌因素"。顾名思义,PET-CT 包括了 PET 和 CT 两种成像技术,而这两种技术都是放射性的。做 PET 需要直接向身体内注入放射性物质,这样才能在仪器上显影,而 CT 本身就是用比较强的辐射来成像。这两种辐射来源都可以对 DNA 造成破坏。我们都知道晒太阳时紫外线是可能致癌的,而做一次 PET-CT 就大概等于在海边晒 10 年的太阳!你没看错,是 10 年!事实上,做完 PET-CT 的患者由于体内含有放射性物质,按规定都需要和家人隔离一小段时间,不能接触孕妇、婴儿和小孩,而这个重要信息在很多大力推荐 PET-CT 体检的地方也被刻意忽略了。各类电离辐射对小孩子尤其危险,大量数据证明了很多甲状腺癌都明确地和儿童时期接触放射性相关。

虽然 PET-CT 不像核电站泄漏那么强,做一次就致癌的可能性微乎其微,但如果每年做一次全身 PET-CT,那真的是自作孽不可活,估计没癌也会搞出癌来。我可以肯定,天天忽悠让人做 PET-CT 体检的人,是不会让家里人年年来做这个检查的。

这么多的不靠谱,加上它令人咋舌的价格,菠萝觉得授予 PET-CT"性价比最低体检项目"的光荣称号并不为过。下次公司再送给你

PET-CT 体检套餐作为年终奖的时候，我强烈推荐大家去要求折现，即使换成餐饮代金券也行啊。

另一个经常被大力宣传的体检项目是查"癌症标记物"。现在很多体检项目都包括了测量血液中各种癌症标记物，比如"癌胚抗原"、"甲胎蛋白"、"糖抗原"等。这个价值大吗？

在菠萝回答这个问题之前，请大家自己先去百度搜索关键词"癌症 体检 虚惊"，我曾试了一下，能搜到近 10 万网页！其中很多虚惊都来自于癌症标记物检测，这其实就已经回答了刚才的问题。

癌症标记物和 PET-CT 很像，主要价值在于对癌症患者的监控，而不是健康人体检。标记物在患者治疗过程中或者治疗后，可以监控癌症生长和复发等情况。"癌症标记物"在健康人体检中，并不能真的用于判断你是否患了癌症。

1. 没有一个"癌症标记物"是癌症特有的，良性肿瘤、胚胎组织乃至正常组织都可能表达这些标记物，这会导致"假阳性"。发炎、感染，甚至皮肤病之类的都可能导致"癌症标记物"上升，如果这时候做检查，可能会把人吓个半死，这就是很多人防癌体检虚惊一场的原因。事实上，如果用于普通大众体检，98%~99% 的癌症标记物检测阳性结果都是假阳性。

2. 没有一个"癌症标记物"是所有癌症都有的，比如乳腺癌的标记物肺癌就没有、肺癌的标记物直肠癌就没有。更重要的是，很多癌症没有任何好的标记物可用，这就会导致大量"假阴性"。比如你检测乳腺癌的标记物，你是查不出是否有肺癌、直肠癌、胃癌的。科学家还没有发现广谱的"癌症标记物"，现在体检的任何一种"癌症标记物"，即使有效，也只对某一种癌症有意义，即使阴性，也顶多能排除某一种癌症的可能性。癌症类型有成百上千，而绝大多数癌症并没有标记物可以检测。对于乳腺癌患者，治疗后查乳腺癌标记物，就可以知道癌症是否复发，这是有价值的。但对于大众，即使得了癌症，也不知道是哪一种，因此，用癌症标记物阴性结果来排除癌症是没有意义的。

正由于很高的"假阳性"和"假阴性"，癌症标记物既不能排除也不能确认癌症的发生，用于普通人筛查体检的意义并不如被检者所希望的那么大。

总之，无论是 PET-CT 还是癌症标记物，都是被开发来用于癌症患者确诊和监测的，而不适宜于普通大众。大家以后被推销各种昂贵的防癌体检套餐的时候，记得问一句："能告诉我这个测试的'假阴性率'和'假阳性率'吗？"

癌症会传染吗

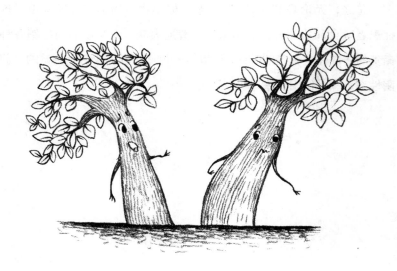

癌症会传染吗？

这是一个看似简单但其实不那么简单的问题。

所谓癌症传染，有两种情况，第一是导致癌症的病毒或者细菌传染，第二是癌细胞本身从一个患者传播到另一个患者。

第一种情况比较好理解，因为我们都知道很多细菌和病毒是可以传染的，流感、艾滋病就是病毒传染，而梅毒和结核病则是细菌传染。虽然并没有任何一种细菌或者病毒感染会 100% 导致癌症，但至少已知有三大类可以传染的细菌、病毒能促使某种癌症发生，因此从某种程度上，你可以说这 3 种癌症是可以"传染"的。

1. 乙肝病毒（hepatitis B virus, HBV）。大三阳、小三阳，都是中国人熟悉的名词，描述的就是慢性乙型肝炎患者或乙肝病毒携带者。由于乙肝病毒会引起肝组织慢性破坏，乙肝病毒携带者得肝癌的概率是非携带者的 100 倍，原发性肝癌患者中近 80% 都是乙肝病毒携带者。中国是世界上乙肝病毒携带者最多的国家，也是原发性肝癌患者最多的国家，世界上 50% 的肝癌发病和死亡都发生在中国。目前并没有能够彻底清除乙肝病毒的药物，现在的治疗主要以服用抗病毒药物控制病毒发展，同时提高患者自身免疫力为主。乙肝病毒主要通过血液和体液传染，婴儿最危险，婴儿接触乙肝病毒后被感染的概率高达 90%。幸运的是，现在已经有很好、很安全的乙肝病毒疫苗，除非特别原因，所有婴儿都应该接种该疫苗。乙肝病毒疫苗成为了第一个被 FDA 批准的"癌症疫苗"。

2. 人乳头状瘤病毒（human papillomavirus, HPV）。这大类病毒有 100 多种，其中至少 13 种可以引起癌症。HPV 是导致大部分女性宫颈癌的元凶，但这类病毒男女都会被感染。除去宫颈癌，HPV 也和肛门癌、男女生殖器癌、口咽癌有关。人乳头状瘤病毒主要通过性行为传播，80%女性一生某个时候会感染这种病毒。和乙肝病毒一样，目前没有药物能够治愈HPV感染，但世界上已经有多个很好的"防癌HPV疫苗"，推荐所有发生性行为之前的11~16岁女孩和男孩接种。在中国，由于政策法规问题，进口HPV疫苗上市非常滞后，有条件的人往往选择去中国香港或日本注射疫苗。刚听说国产的HPV疫苗已经进入临床实验，两年内应该会上市，衷心希望不久的将来没有条件出国的中国青少年也都能注射HPV疫苗。

3. 幽门螺杆菌（Helicobacter pylori, Hp）。中国是幽门螺杆菌感染重灾区。我国大概有70%成年人携带幽门螺杆菌。绝大多数携带者并没有症状，但部分会导致慢性胃炎、胃溃疡乃至胃癌。也正因为幽门螺杆菌感染没有急性症状，很多人都不知道自己已经被感染。长期幽门螺杆菌感染会提高胃癌发病率3~12倍。幽门螺杆菌容易通过"口－口传染"，由于中国的饮食习惯，导致感染呈现明显家庭性，如果父母是感染者，那小孩也是感染者的几率会很高。因此，如果有亲密家人得了胃癌并且测试为幽门螺杆菌阳性，那强烈建议家中年轻人，尤其是小孩进行幽门螺杆菌测试，如果确认感染，应该尽快治疗。比起前两种病毒，幽门螺杆菌现在没有疫苗可用，但由于它属于细菌，可以使用抗生素治愈。抗幽门螺杆菌药物有很多种，临床医生一般会选择多种抗酸、抗菌的药物混合治疗，比如所谓的三联疗法，一般两周就可痊愈。

上面3种情况算是打了"癌症传染"的擦边球，和传统意义上的传染并不一样。大家可能更关心的是：癌症细胞本身会传染吗？也就是说一个癌细胞能跑到另一个人身上导致癌症吗？

这种担心一点都不新鲜，在18世纪的欧洲，很多人就担心癌症会传染，荷兰医生路斯坦尼（Zacutus Lusitani）和杜尔（Nicholas Tulp）顺应大众潮流提出了癌症是传染病的理论，虽然几乎没有科学证据支持，但得到了很多原本已经很恐慌的群众的支持。压力直接导致了 1779 年法国第一个肿瘤专科医院被迫从城市搬到了鸟不拉屎的郊区，癌症患者都像传染患者一样被隔离。现在社会上对转基因的争论，像极了当年关于癌症传染的争论。

在理论上，癌症细胞极难传染，原因有二。第一，和大家想象的不同，癌细胞一旦离开原始体内环境是非常脆弱的。菠萝为了做实验，天天如同伺候祖宗一样伺候癌细胞，生怕它一不小心死掉。癌细胞从一个人身体中跑出来到另一个人身上，有点像唐僧自己去取经，路上有八十一难，一个差池就小命不保。第二，人的免疫系统非常强大，擅长消灭各种外来物，外来癌细胞长相奇特，即使有命来，也没命待，瞬间就会被识别并且清除，想造成新癌症几乎是不可能完成的任务。

理论如此，事实也是如此。经过 300 多年的研究，除去前面提到的病毒、细菌引起的间接传染，迄今报道过的人类癌细胞可以直接传染的案例凤毛麟角，且都没有被严格证实。因此现在科学界的普遍共识是人类癌症不会传染。

我之所以反复强调人类癌症，是因为在某些动物里面，癌症细胞是被证明可以像细菌、病毒一样迅速且大规模传染的！

现在知道的传染性癌症至少有 3 种，最先被报道的是澳洲袋獾的面部肿瘤。从 20 世纪 90 年代开始，上万只袋獾短期内相继患上奇怪的面部恶性肿瘤，死亡率极高，使袋獾面临绝种的危险。科学家为了研究对策，在 2006 年对它们的肿瘤基因组进行研究，震惊地发现肿瘤细胞和患病袋獾自身细胞完全不同：这个癌细胞居然是外来的！而且更惊人的是这上万只袋獾的癌症都是来自同一只袋獾！后续研究发现袋獾喜欢互相撕咬，当患病袋獾咬别的袋獾时，就能够直接把自己嘴里的癌细胞传给另一只动物。这是历史上第一个癌细胞能够直接传染的例子，彻底颠覆了以往大家认为肿瘤只能是内源疾病而不会传染的理论。

同一年，另一组科学家报道了一个更夸张的癌症传染案例：狗里面有一种肉瘤也是直接传染的，而且已经被传染了1万多年！研究组从全世界5个大洲各个犄角旮旯找了40只互不相识的病狗，发现它们的肿瘤居然是一样的。而且这个癌症起源于1万多年前的某条狗，能通过狗的交配传染。经过这1万多年一代一代传下来，现在美洲、欧洲、亚洲、非洲、澳洲的无数狗都携带并传播着这种肿瘤。这是已知活得最久的癌细胞，真可谓"狗瘤恒久远，一颗永流传"。

第三个例子是最近新鲜出炉的：软壳贝中的白血病也会传染。你没看错，贝壳也会得癌症，而且是白血病。科学家发现美国和加拿大不同地方的软壳贝的白血病细胞是同一来源的，也是传染而来的。但和袋獾或者狗的情况有所不同，贝壳不会在海里狂奔，跑到别的地方去撕咬别的贝壳，或者和其他贝壳进行肉体接触，因此这种癌症怎么传染还是一个谜。现在有一个理论是白血病细胞能直接被释放到海水里，随着海水传播到别的贝壳里面去引起新的白血病。这如果被证实，将是第一个非直接接触式癌症传染的例子。

10年前没有人会相信癌症可以传染，但现在多种动物身上已经找到了铁证。大自然很神奇，经常给科学家带来惊喜，我们在她面前永远是无比幼稚的。

日常生活中哪些辐射致癌

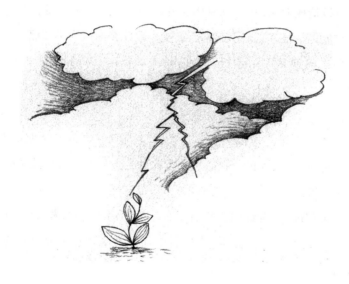

大家都听说过辐射能致癌，但辐射有成百上千种，从太阳光里的紫外线，到手机信号，到核爆炸都算辐射，那到底哪些能致癌？网络上流传的手机致癌、微波炉致癌、高压电塔致癌、Wi-Fi 致癌等有根据吗？

癌症发生源自于基因突变，因此判断辐射是否能导致癌症，就要看这种辐射能否引起基因突变。那什么样的辐射能引起基因突变呢？

辐射分为两大类：电离辐射和非电离辐射。电离辐射能量较高，可以直接造成 DNA 破坏和基因突变，因此可能致癌，而非电离辐射能量较低，不足以直接引起基因突变，因此普遍认为不致癌。

那么问题来了：手机、微波炉、高压电、Wi-Fi，哪种是电离辐射？

答：一个都不是！

这 4 种都是非电离辐射。这类常见的辐射总体来说能量很弱，不足以造成对 DNA 的直接破坏，因此理论上它们能直接致癌的可能性微乎其微。

理论归理论，要证明这些辐射不致癌，仍然需要严谨的科学研究。研究任何一种因素（辐射、食物、生活习惯等）是否致癌有两种主要方法：

第一是流行病学研究法，比较高风险人群和普通大众患癌症的比例。比如说为了研究手机信号发射塔是否致癌，科学家比较了长期搭建和维修发射塔的工人和普通人群的癌症发病率，如果发射塔产生的电磁辐射真的致癌，那么显然这些天天和发射塔亲密接触的工人是最危险的。研究结论是并没有什么区别，这和理论一致。

第二是实验室动物模拟法，给实验动物大量使用该因素，看能否增加患癌概率。比如要研究手机信号是否致癌，就把一个辐射最强的手机绑在老鼠身上，天天 24 小时保持手机通话状态，看这老鼠会不会更早得癌症，实验数据证明没有影响。研究微波炉是否致癌，就在老鼠边上放一个大功率微波炉，让微波炉持续工作，最后发现除了老鼠有点发热，也没有看到癌症增加。

对于生活中常见的各种非电离辐射，都有科学家使用这两种方法研究它们和癌症的关系，到目前为止，还没有发现有效证据支持生活中常见的非电离辐射能够致癌。

我想特别说说手机，因为特别多人担心手机辐射和脑瘤有关系。一个重要原因是 2011 年世界卫生组织（WHO[1]）下属的国际癌症研究机构（IARC[2]）把电磁辐射（手机信号）归到了"可能致癌物"一类。很多媒体由此宣布专家已经认定打手机致癌，这引起了很多人的恐慌。

首先，"可能致癌物"的意思是"目前还证明不了它致癌，但值得继续关注"。要成为"可能致癌物"要求并不高，比如咖啡也同样属于"可能致癌物"，但显然大家对咖啡并没有什么恐慌。

在我看来，国际癌症研究机构之所以这么做，源自科学家的过分谨慎。虽然世界上几乎所有科学家都没发现手机和脑瘤有关系，但在那遥远的瑞典有一个研究小组说如果每天用手机通话超过半小时，坚持 10 年以上，那这个人比不用手机的人得神经胶质瘤（脑瘤的一个亚种）的概率稍稍高一点点（从 0.005% 增高到 0.016%）。我

1　WHO: World Health Organization.

2　IARC: International Agency for Research on Cancer.

们暂且不说 10 万人里面患者从 5 个变成 16 个是否有意义，这个研究本身就问题多多，比如它的数据来源并非客观记录，而是靠每个人自己汇报，有多少人会准确记得过去 10 年每天用多久手机？所以科学界对此并不太买账。但数据毕竟放在那里，国际癌症研究机构为了保险，就给手机安了个"可能致癌物"的头衔，意思就说："信则有，不信则无，等以后有了更多数据再说吧。"

我个人不相信手机能导致脑瘤，主要的科学证据是流行病学方面的：从 1985 年到 2010 年，美国手机持有数量从 24 万涨到 3 亿，翻了近 1 千倍，但是美国神经胶质瘤患者人数在这 25 年间没有什么变化。如果手机辐射真的致癌，那我们应该看到脑瘤逐年增加才对，但事实上没有。而且不只是美国，在世界很多国家，比如英国，也是如此的结论。

因此，平时生活中的手机信号等非电离辐射致癌的说法，从理论到现实，都没有什么科学证据支持，大家不用过度紧张。与其担心打手机致癌，不如担心开车玩手机追尾或者走路玩手机掉进下水道，这才是真危险。

最后，生活中哪些辐射是真正可能致癌的电离辐射呢？

• **核污染**：日本核弹爆炸或者乌克兰核电站泄漏都直接造成了大批癌症患者。

• **医用仪器**：CT、PET、X 线等都是电离辐射源，小孩应该尽最大可能避免使用，大人也要尽量少用。每年去做 PET-CT 体检的人真的是花钱买罪受。

• **自然放射源**：大自然中存在很多天然放射性元素，比如镭 -226、钍 -232 等，它们广泛存在于石头、土壤和空气中。很多装修石材都具有放射性，最好能够检测一下，确保在安全范围之内。氡气是无色无味但具有放射性的气体，氡气污染是美国肺癌发病第二大原因，仅次于吸烟，它一般从土壤中释放，特别容易在密闭地下室聚集，据估计美国每年有两万肺癌患者是由于氡气放射性导致的。在中国，由于房子多为高层，并没有封闭地下室，所以相对来说问题不大，但有钱住别墅的同志们记得检测一下。

高温治疗癌症是怎么回事儿

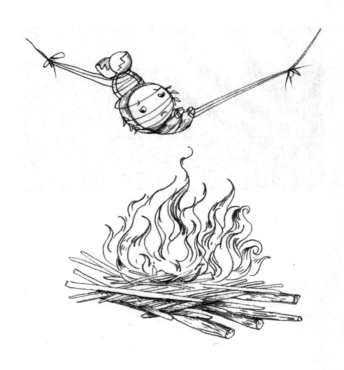

最近网络上有个很火爆的新闻：云南农村一个小伙子不幸得了白血病，无钱医治。听专家说 42 摄氏度高温可以把癌细胞杀死，于是他每天把自己架在火上烤半个小时，希望能治好白血病。

这故事非常令人心酸，但今天我们不谈农村大病保险政策问题，单从科学上谈谈，专家说的 42 摄氏度高温可以把癌细胞杀死是真的吗？难道升温可以帮助治疗癌症？

是真的。

利用高温治疗癌症不是伪科学，它的正规名字是"热疗"（hyperthermia）。热疗不是新鲜事儿，西医开山鼻祖希波克拉底在公元前 400 多年就已经尝试并记录了使用高温治疗癌症。到 1866 年，德国医生布斯奇（Busch）发表第一篇科研论文，记录了一名患颈部肿瘤的两岁儿童，不幸被感染，长时间高烧不退，但奇怪的是，在发烧过后，肿瘤竟然奇迹般消失了。受这个报道的启发，很多人猜测升高体温也许可以治疗癌症，于是有胆大的医生开始尝试人为诱导患者高烧来治癌症。最著名的要数美国医生科莱，他给不少晚期癌症患者接种细菌毒素（科莱毒素），诱发患者发热至 40~42 摄氏度，持续时间达 24 小时以上，如此长期高温非常危险，折腾下来治死了不少患者，但如果患者身体强悍熬过来了，还真有不少人癌症病情缓解。

这些当然都是老皇历了，患者感染细菌或病毒后持续高热伴随癌症缓解是有很多记录的，这点毋庸置疑，但从现在的知识来看，更多人相信其有效的主要原因不是由于发烧高温本身，而是由于感染激活免疫系统，从而帮助清除了癌细胞，发烧只是一个免疫系统被激活了的副产物而已。因此虽然历经了几百年，关于热疗在癌症临床治疗的效果还在激烈争论中，它也远非癌症标准治疗手段。但是，在世界各个地方，尤其是在德国和欧洲部分国家，目前都有不少医生在尝试利用升温杀癌。

现在使用的热疗有两大类，一种是野蛮暴力式的，通过直接插入电极等办法把肿瘤加热到"开水级高温"，从而把肿瘤细胞烫死。这理念很原始，但技术难度很高，需要精准的控制，因为凡是接触到热源的地方，无论癌细胞还是正常细胞都直接熟了，一旦控制不好，副作用不堪设想。而另一种更温和也用得更多的热疗是给局部或者全身加热到"发烧级高温"，也就是 40~44 摄氏度。云南小伙烤火故事中试图把自己加热到 42 摄氏度，就是这种办法。

可惜，云南这位小伙子这样烤火治白血病应该不会有效，因为热疗并不是那么简单。里面至少有 3 个主要问题：

第一，热疗如果要起作用，关键是癌细胞被加热到 40 多摄氏度的高温，对于白血病，这意味着血液温度要变成 40 多摄氏度，这靠烤火是不可能的。人属于恒温动物，自身内部温度调节能力极强，基本可以保证体内温度在 37 摄氏度左右，而不受外界环境影响。烤火虽能很快改变人体表面温度，但对内部温度产生的影响非常有限，对血液温度就更无法产生影响。如果外部高温真能缓解癌症，那应该推论出热带地区群众的癌症发病率和死亡率应该低于寒冷的地方，但目前没有任何证据支持这个说法。

第二，和高温铁棒直接烫死不同，40 多摄氏度的所谓"高温"其实既杀不死正常细胞，也杀不死癌细胞。40 多摄氏度的热疗是辅助疗法，它必须和放疗或者化疗联用才会有效果。有报道说 42 摄氏度的时候，化疗和放疗的作用比 37 摄氏度更好。云南小伙子由于用不起药，只能烤火，但单独靠烤火是不会有效果的。

第三，目前的热疗在不少固体肿瘤里面看到了效果，而几乎没有医生用在白血病上面。这是为什么呢？这要先回到第二点，40多摄氏度热疗既然杀不死癌细胞，那它是怎么帮助化疗和放疗起作用的呢？热疗之所以在临床上被尝试，是因为有证据证明缺氧的细胞在高温下对化疗和放疗变得更敏感。相对正常细胞，肿瘤细胞由于生长过快，血液供应不上，大部分都缺氧，因此热疗可以让更多的缺氧癌细胞死亡，而不太影响正常细胞。但对于白血病，癌细胞本身就处在氧气含量最丰富的血液循环系统中，因此相对正常细胞，它们完全不缺氧。这从理论上就预测了热疗对于白血病是不会有效的。

除了化疗和放疗，新的癌症治疗方法层出不穷，里面有靠谱的，也有不靠谱的，我们只有以开放的心态去了解各种理论，知其然，而且知其所以然，才能不做无用功，找到对自身疾病真正有效的治疗方法。

甲状腺癌暴发，还敢补碘吗

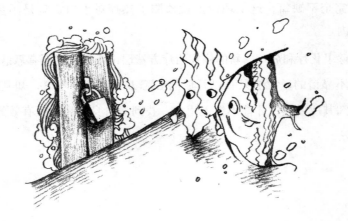

甲状腺癌是个比较少见的癌症类型，而且属于"富人癌"，也就是说发达国家比发展中国家的发病率高，目前发达国家是万分之 1.3，而发展中国家是万分之 0.4。但它有个特点，在青壮年中高发（30~40多岁），在女性中高发（占 75%），这和其他癌症都不太一样，因此我们经常听到年轻人，尤其是年轻女性得甲状腺癌的故事。全世界的甲状腺癌患者数量一直在增加，在中国从 1970 年开始到 2014 年翻了很多倍，这到底是为什么？和过量补碘有关么？

治愈率最高的癌症

首先想要告诉大家的是，甲状腺癌是所有癌症之中存活率和治愈率最高的癌症，没有之一！甲状腺癌目前在美国治愈率超过 90%，在国内也接近 85%，如果是年轻人发病，且发现得早的话，治愈率几乎是 100%。我常开玩笑说它早晚被癌症家族扫地出门，因为玷污了癌症人类杀手的名声。

甲状腺癌的预后是如此之好，导致药厂都没兴趣专门为甲状腺癌研究新药，因为找不到足够的患者来收回成本。

甲状腺癌的治愈率是如此之高，导致有特别多和甲状腺癌相关的励志故事，比如王楠就是在 2005 年得了甲状腺癌后，不仅打败了癌症，还勇夺北京奥运会冠军！ 90% 以上的甲状腺癌患者都可以骄傲地告诉周围的人，我战胜了癌症！

所以如果被诊断为甲状腺癌，尤其是主流的乳头状或滤泡状亚型（占全部甲状腺癌大约 90%），没有转移的话，那真的不用特别担心。用积极的心态，好好配合治疗就行了，最多以后不吃海带了嘛。

甲状腺癌的发病因素

坊间传言中国近年甲状腺癌发病率升高和补碘过度有关，理由是碘对甲状腺功能很重要，既然碘缺乏会导致甲状腺功能不足，那补碘过度是不是就会导致甲状腺增生，乃至发生癌变呢？

目前这是没有科学证据的。

真正已经证明了和甲状腺癌相关的因素只有两个：

第一，儿童时期受到辐射。这是目前最清楚的和甲状腺癌相关的因素。在日本广岛、长崎被原子弹轰炸后，在乌克兰切尔诺贝利核电站泄漏事件发生后，很多儿童幸存，但他们中很多人成年后都得了甲状腺癌。另外，不少儿童癌症患者在治疗过程中会经受高剂量放疗，这部分小孩多年后也有较高风险会得甲状腺癌（绝大多数可以治愈）。平常的医疗检查，比如 X 线或者 CT，放射性要低很多，是否增加甲状腺癌风险还不确定，但为了安全，儿童应该尽可能少接受放射性检测，如果必需，则应该使用不影响结果的最低剂量。

第二，遗传因素。甲状腺癌中一种比较少见且比较恶性的亚种是髓样癌。这种亚型中超过 50% 都是因为 RET 基因突变造成的，其中大概 15% 是遗传性的。有 RET 突变的髓样甲状腺癌用传统治疗方法复发可能性很高，因此针对 RET 突变基因的靶向药物受到重视。可惜由于副作用比较大，现在市场上的 RET 抑制剂在临床效果欠佳，我们急需更好的新一代副作用更小的 RET 抑制剂。

碘摄入和甲状腺癌的关系目前仍然不十分明确，但有些研究证明缺碘会增加甲状腺癌风险，主要证据是世界上比较缺碘的地方，比如中亚和中非，甲状腺癌的发病率比靠海的地方更高。另外，缺碘导致甲状腺肿大的患者，以后得甲状腺癌的概率更高。

目前没有任何证据说明补碘过度会增加患甲状腺癌的概率。有人说市场上既卖含碘盐也卖不含碘的盐，说明国家已经意识到补碘太多不好了。这种阴谋论是没有科学依据的。市场上之所以有不含碘的盐，主要原因：碘盐成本更高，而很多用盐的地方没必要加碘（比如做泡菜）；有人必须吃低碘食物（比如甲状腺癌患者在准备接受 I^{131} 治疗前）；有人对碘过敏等等。

甲状腺癌的治疗：放射性 I^{131} 治疗必要吗？

很多甲状腺癌的治疗都是"三合一"套餐：甲状腺手术 + 口服甲状腺激素 +I^{131} 放射治疗。甲状腺癌的治疗以手术为主，化疗和普通放疗很少使用。几乎所有患者都会接受不同程度的甲状腺切除手术，包括腺叶切除、甲状腺近全切除或甲状腺全切，如果有淋巴结转移，还会做淋巴结清扫。如果手术做得好，很多甲状腺癌就可以被治愈，因此一个有经验的好外科医生非常关键。

口服甲状腺激素是为了弥补甲状腺切除后自身激素的缺失，因此没什么疑问。比较有争议的是放射性 I^{131} 治疗，大家一听到要往体内注射放射性物质，觉得很恐怖。那么 I^{131} 到底是什么？这种治疗有必要吗？

I^{131} 是强放射性元素，浓度一高，就能直接杀死细胞。体内 99% 的碘都被甲状腺细胞吸收，多数甲状腺癌细胞也保留了这个特性。因此，在甲状腺已经被手术切除后，口服或者注射的 I^{131} 绝大多数都会在甲状腺癌细胞那里富集，直接杀死癌细胞。I^{131} 治疗其实就是一个特异性非常强的微放疗，由于体内其他细胞不吸收碘，因此副作用小。

不是所有甲状腺癌患者都需要用 I^{131}。如果由于种种原因，手术无法彻底清除甲状腺癌细胞，或者癌细胞已经有了转移，无法手术切除，那么 I^{131} 治疗有很好的作用，可以显著减少复发。美国甲状腺

协会推荐 I^{131} 治疗用在晚期，尤其有转移的甲状腺癌患者上。但如果甲状腺癌是早期，体积很小（<1cm），且没有转移，那么手术一般就能治愈，I^{131} 治疗是否有必要仍然是很有争议的。这个在中国和美国都没有定论。

之所以不鼓励盲目上 I^{131}，是由于和传统放疗相似，放射性 I^{131} 治疗会略微增加患者以后得白血病的几率。同时美国一项针对 20 年间 1129 位甲状腺癌患者的统计发现，如果手术质量高，在不使用 I^{131} 治疗的情况下，早期甲状腺癌患者的存活率已经高达 97%。由于这不是非黑即白的事情，因此年轻的甲状腺癌患者和家属需要在权衡这两方面的风险，和主治医生认真讨论后，自己做出决定。

碘过量对健康到底有没有影响？

如果不谈癌症，那碘过量是否有别的坏处？怎么知道自己是不是碘过量了？

研究碘过量对人体影响，只需要研究一下日本人。因为日本人酷爱吃海鲜，尤其是各式海带、海藻，因此他们平均每天摄入的碘量非常惊人，遥遥领先排名世界第一。世界卫生组织推荐成人每天摄碘量在 150~200 微克，但日本人靠狂吃海产品，每天摄入量为 1000~3000 微克，是推荐值的 10 多倍！中国人如果要靠吃碘盐（每克盐中 20 微克碘）摄入和日本人一样多的碘，需要每天吃 50~150 克盐！肯定齁（hōu）死了。事实上，中国人每天摄入的盐在 12 克左右。

日本"不明真相"的群众长期摄入这么多碘，结果呢？日本是世界上平均寿命最长的国家！而且很多种癌症，比如前列腺癌和乳腺癌的发病率显著低于其他发达国家，并且甲状腺癌发病率也并没有特别高。这强烈地说明"通过食物过量摄入碘"对健康人身体的影响是非常有限的。

当然，和其他任何微量元素或者维生素一样，碘吃多了没啥好处，天天晒太阳的人不用专门补钙，天天吃海鲜的人也不用怎么补碘。虽然碘过量对普通人影响很小，但它对特殊人群确实可能引起一些问题，比如对于甲状腺功能本身有缺陷，例如自身免疫性甲状腺病的患者来说，摄入太多碘会加重疾病。同时，孕妇要特别注意，如果摄入碘过多，可能导致新生儿"暂时先天性甲腺低能"，日本新生儿中这种病比较多，这可以简单理解为妈妈给碘太多，胎儿就懒得发育甲状腺功能了。但这并不严重，绝大多数情况不需要特殊治疗，婴儿出生后自己就会慢慢恢复。

总之，中国大城市人普遍不缺碘，而且碘多一点也没事儿，所以我觉得只要本身没有甲状腺相关疾病，平时碘盐多吃或者少吃一点真的无所谓。菠萝是怎么做的呢？一次买两袋盐，一个有碘，一个无碘，换着来呗。

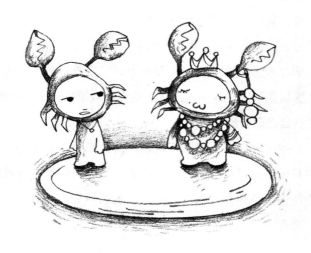

富人癌，穷人癌

大家常说直肠癌是"富人癌"、胃癌是"穷人癌"，意思就是生活条件好的人容易得直肠癌，而生活条件不好的人容易得胃癌，这种说法有道理吗？

对同一国家的个人来说，这没意义，收入高低和容易得的癌症类型没什么关系。但从国家层面来看，这种说法是有根据的：结/直肠癌在发达国家发病率比较高，而胃癌在发展中国家，包括中国发病率比较高。

这是为什么呢？

为了说得更清楚，我把世界卫生组织的"世界癌症报告"整理了一下，把各大类癌症按照在发达国家和发展中国家发病率的差异作了排序。一个简单的表格，说明了很多问题。

每 10 万人各种癌症发病率（来源：2012 年世界癌症报告）

	发达国家发患者数	发展中国家发患者数	差　异
前列腺癌	62	12	−50
结/直肠癌	61.8	21.5	−40.3
乳腺癌	66.4	27.3	−39.1
肺癌	66	38.9	−27.1
黑色素瘤	18.1	1.3	−16.8
肾癌	17.6	3.9	−13.7
膀胱癌	20.2	6.8	−13.4
非霍奇金淋巴瘤	17.3	7	−10.3
胰腺癌	13.6	4.8	−8.8
甲状腺癌	12	4.4	−7.6
白血病	15.1	8.1	−7
子宫癌	12.9	5.9	−7
脑癌	10.4	6	−4.4
卵巢癌	9.4	5	−4.4

续表

	发达国家发患者数	发展中国家发患者数	差 异
多发性骨髓瘤	5.5	1.6	−3.9
睾丸癌	4.6	0.8	−3.8
霍奇金淋巴瘤	4.1	1.4	−2.7
口腔癌	9.3	7.2	−2.1
喉癌	6.1	4.1	−2
鼻咽癌	0.8	3.1	2.3
胃癌	24	31.1	7.1
宫颈癌	9	17.8	8.8
食管癌	7.7	17.5	9.8
肝癌	10.8	26.5	15.7
所有癌症	525.6	298.3	−227.3

首先从表格最后一行可以看出，癌症整体在发达国家发病率几乎是发展中国家的两倍。同时，可以清楚地看到绝大多数癌症类型在发达国家发病率都显著高于发展中国家，差异最大的是前列腺癌、结/直肠癌、乳腺癌和肺癌，而这4类恰巧也是癌症中患者数最多的4种，几乎占了世界所有癌症患者的50%。因此，癌症作为一个整体是个不折不扣的"富贵病"，多数癌症都是"富人癌"。中国的各类癌症发病率都在提高，从这个角度来看，中国确实（不幸地）正在从发展中国家高速迈向发达国家。

这个现象其实很好理解，菠萝以前就说过，癌症是个老年病，发病主要因素是年龄。多数癌症之所以是"富人癌"，主要原因就是发达国家医疗卫生条件更好，居民平均寿命更长。活得久，加之很多其他疾病都能治，居民就会更容易得各种癌症。另外，发达国家肥胖率更高，而肥胖也是个重要的致癌因素，因此，如果没有特别的原因，所有癌症按理说应该都是"富人癌"。

那么问题来了，那为什么还有"穷人癌"？

从表格中可以看出，只有 5 种癌症，在发展中国家发病率比发达国家更高，分别是肝癌、食管癌、宫颈癌、胃癌和鼻咽癌，菠萝管它们叫"五小强"[1]！这 5 种癌症之所以成为穷人癌，都拜中国这个人口众多的发展中国家所赐：中国这 5 类癌症发病率都很高，贡献了世界近一半的"穷人癌"患者。

刚才说了，如果没有特别原因，所有癌症都应该是"富人癌"。"五小强"的出现，并不是意外，而是出现了致癌的"特别原因"。

那"特别原因"是什么呢？

主要有两个：病毒、细菌感染和饮食习惯。"五小强"之所以会在发展中国家包括中国发病率高，很多都可以归结到这两个因素上。

肝癌：肝炎病毒感染因素最重要，主要是乙肝病毒（HBV）。乙肝病毒携带者得肝癌的概率是非携带者的 100 倍，原发性肝癌患者中近 80% 都是乙肝病毒携带者。中国是世界上乙肝病毒携带者最多的国家，也是原发性肝癌患者最多的国家，世界上超过 50% 的肝癌都发生在中国。饮食因素主要是酒，喝酒伤肝，大家都知道。

食管癌：和中国人饮食习惯关系非常大，第一是长期饮酒和吸烟；第二是吃烫的食物，喝烫的水（菠萝作为喜欢吃火锅和喝热茶的四川人表示"鸭梨山大"[2]）；第三是吃腌制食物。另外，病毒感染因素也很重要，主要是人乳头状瘤病毒（HPV），中国 1/3 的食管癌患者都有 HPV 感染史。

---

1 五小强：动画片《圣斗士星矢》中五位主角：青铜圣斗士星矢、紫龙、冰河、一辉和瞬。
2 鸭梨山大：意为压力太大。

宫颈癌：99% 的高危性宫颈癌都是由人乳头状瘤病毒（HPV）感染引起的。中国感染 HPV 的人数远超发达国家，虽然发达国家已经有很好的 HPV 疫苗，而由于政策法规问题，进口 HPV 疫苗上市非常滞后，有条件人的可以选择去香港或日本注射疫苗。国产的 HPV 疫苗有望两年内上市。

胃癌：幽门螺杆菌慢性感染会提高胃癌发病率 3~12 倍。中国是幽门螺杆菌感染重灾区。我国大概有 70% 的成年人携带幽门螺杆菌。感染一般没有急性症状，导致很多人都不知道自己被感染，从而进一步传播给了家人。幽门螺杆菌主要通过"口－口传染"，由于中国不实行分餐制，因此导致感染呈现明显家庭型，如果父母是感染者，那小孩也是感染者的几率非常高。而饮食上面，长期食用高盐腌制食物也是重要诱因。

鼻咽癌：这种癌症被称为"广东癌"，因为广东周边发病率奇高。鼻咽癌发病因素还不是完全清楚，其中有遗传因素，因为父母得鼻咽癌的，后代得病概率更高，同时高危人群离开广东到了其他地方仍然更容易得鼻咽癌。饮食上，咸鱼和其他腌制食物是重要诱因，而这些都是广东附近的"家常菜"。病毒感染也很重要，这里主要是 EB 病毒（Epstein-Barrvirus, EBV）：几乎所有的鼻咽癌细胞都被 EBV 感染过。EBV 感染本身十分常见，全世界大多数人都被 EBV 感染过，但 99% 的人都没有什么症状。科学家认为中国南方人种的基因和饮食习惯导致它们对 EBV 感染更敏感，因此更容易得鼻咽癌。

因此，癌症是社会发展、人口老龄化后不可避免的"富贵病"。但穷人癌"五小强"不遵守这个规律，在发展中国家高发，也并不是意外，而都是有特定原因的。中国等发展中国家由于疫苗接种和卫生条件落后，成为某些致癌细菌、病毒感染重灾区，加之特定的饮食习惯，更加剧了感染范围扩大或者直接诱使"穷人癌"的发生。

其实菠萝写这篇文章主要想说："穷人癌"不是正常现象，绝大多数是可以预防的。感染因素中，HBV、HPV 都有很好的疫苗，幽门螺杆菌可以用抗生素治疗；饮食方面，少吃高盐腌制食品，少吸烟喝酒，少吃滚烫的食物。这些事情都不难做到，只要大家能加以注意，"穷人癌"这个名字早晚会消失在历史的滚滚车轮中。

新闻里的癌症故事

关于癌症的新闻每天都有很多，我们能从中读出什么更深层的东西？这里，我将结合过去一年中发生的 5 件与癌症相关的轰动性报道，来讲讲新闻背后，关于癌症药物，癌症预防和癌症体检的故事。

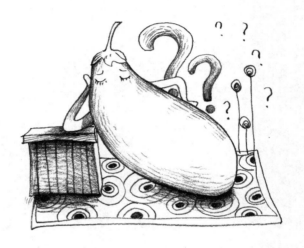

溶瘤病毒：病毒杀癌靠谱吗

2014 年底，中山大学的颜光美教授研究小组在《美国科学院院刊》上发了一篇论文，阐述了一种 20 世纪 60 年代在海南岛发现的 M1 病毒具有溶瘤的特性。M1 在体外实验中能抑制癌细胞生长，而不影响正常细胞。媒体一时间大肆报道，认为中国找到了治疗癌症的新方法。据说现在颜教授一天要收到几百封电子邮件，还有患者亲自上门主动要求当临床实验的"小白鼠"。

很多朋友转发这条报道来征求我的意见。首先，溶瘤病毒是真实存在的，现在美国已经有一个被批准上市，就是安进公司的 Imlygic（也叫 T-Vec），用于治疗黑色素瘤。同时现在还有十多个公司的几十个临床实验在进行，测试各种溶瘤病毒对于各类肿瘤的效果。颜教授团队这篇论文从实验设计到数据到结论也是严谨且合乎科学研究方法的。但我不得不迅速泼一盆冷水：M1 病毒治疗癌症的数据目前看起来很弱，这种学术化研究离临床还非常遥远，类似这样的论文每年至少好几百篇，能真正转化到临床的凤毛麟角，大家不要期待太高。

我觉得整个事件特别像我们爱玩的一个游戏：传话。就是一群人站成一排，第一个人开始说一句话给第二个人听，第二个人说给第三个人听，一个个传下去，等到最后一个人再说出来，经常让人捧腹大笑。

第一个（颜教授团队）说：M1 溶瘤病毒在"体外"对"有某些基因缺陷"的癌细胞生长有抑制作用，对正常细胞影响比较小，在"少数几种小鼠肿瘤模型"的体内实验中，能"减缓"肿瘤生长，对小鼠没有"太强"的毒性。（大家注意一下引号里的内容，这些修饰词对科学严谨性至关重要。）

第二个（有些科学素养的媒体）说：中山大学发现天然病毒能

有效杀死多种癌细胞，对正常细胞无毒副作用。

第三个（基本没有科学素养的媒体）说：中国科学家发现天然病毒能像长了眼睛一样准确找到肿瘤组织并将其杀灭。

第N个（不明真相群众）说：中国科学家发现天然抗癌病毒，人类将攻克癌症，有望冲击诺贝尔奖！（这是一位兴奋的广州出租车司机说给我师兄的。）

几次传话以后，意思已经完全变了，从一个严谨的科学研究课题，变成了一场闹剧。我相信媒体的这种"热情"也远远超出了颜教授团队的想象：本来只治好了几只老鼠，发了一篇还不错的文章，怎么一下子就似乎成了全人类的救星？

颜教授现在也是骑虎难下了，开记者招待会说就要在猴子身上做实验，3年内争取上临床，我觉得这样的承诺很危险。M1病毒这个课题值得继续做下去，只希望颜教授团队不要被媒体或政治因素绑架，而是能够认真、仔细、科学地进行下一步的毒理和效用研究。我相信会有中国人能在抗癌药物领域做出"突出"乃至"突破性"的贡献，但是前提得是"靠谱"。

好了，回到溶瘤病毒（oncolytic virus），到底是什么？现在临床到什么地步了？

所谓溶瘤病毒，并不是特定的一种病毒，而是指一类倾向于感染肿瘤细胞，同时在癌细胞里面能够大量繁殖，最终让肿瘤细胞裂解、破碎、死亡的一类病毒。需要说明的是，溶瘤病毒也会感染正常细胞，只是因为各种原因，它们对正常细胞毒性弱很多。

用病毒来治疗癌症完全不是新鲜想法，100多年以前，就有医生观察到有些癌症患者在被病毒感染以后癌症细胞会减少。于是有人开始猜想是不是病毒感染能帮助抑制癌细胞，所谓"以毒攻毒"。于是开始有狂野的医生直接往癌症患者体内打入活体病毒，但是结果很惨淡，有效的例子极少，而且多数患者都被严重感染，甚至死掉了。"用病毒治疗癌症"，没能"以毒攻毒"，反而成了"毒上加毒"，这个狂野的想法也就暂时搁浅了。

到了 1950 年前后，新的临床实验规范慢慢建立，这时候出现了新一代狂野医生，希望用更规范的临床实验方法来研究病毒治疗癌症的可能性。和他们的前辈比，虽然新狂野医生实验设计规范了许多，但干的事情却基本是一样：肝炎病毒、黄热病毒、西尼罗河病毒、乌干达病毒，统统直接拿来往癌症患者身上用。当时还没有技术纯化病毒，所以基本就是把被病毒感染的患者血清直接打进癌症患者体内，由此可以想象当年人们对癌症有多的束手无策，对新的治疗方法有多的渴望。

新一代狂野医生的典型代表是 Alice Moore 和 Chester Southam，这两人一个做动物模型，一个做临床，珠联璧合，尝试治疗了很多患者，发了无数研究论文，顺利带领一批人炒作了溶瘤病毒这个概念，可惜理想是丰满的，现实是骨感的：最后的临床结果要不然就是无效，要不然就是不安全，总之一句话，没用！

但失败是成功之母，这些年的研究也远非浪费，在无数的失败中，人们逐渐开始了解了一些病毒治疗癌症的关键科学问题，比如对人健康无害的病毒也可以有溶瘤的效果，于是大家开始尝试人体内不致病的病毒，比如腺病毒，或者动物身上的病毒，比如鸡病毒、鸟病毒、猪病毒、狗病毒等等。虽然这些病毒临床效果也有限，但是至少安全性有保证。这次颜教授的 M1 病毒和 60 年前就已经发现并使用的这些"溶瘤病毒"本质没有什么区别，所以我对直接使用 M1 的效果非常不乐观。

另外，大家发现很多溶瘤病毒在体外杀癌效果很好，但是一到临床上就没效果。其中有一个重要原因是绝大多数病毒进入患者体内就被免疫系统识别，随后就被清除掉了，能到达肿瘤部位的微乎其微。

在后面的三四十年，虽然大家一直在努力寻找更好的溶瘤病毒，但是受到科学和技术的限制，一直无法突破瓶颈。

直到 1990 年后人们能够对基因进行改造后，曙光终于出现。转基因溶瘤病毒相对自然界中的普通病毒有很多的好处：

1. 去掉病毒里的毒性基因，让它更安全；

2. 给病毒的表面加上特殊蛋白，可以更特异地识别癌细胞；

3. 给病毒转入刺激免疫细胞的基因，这样的病毒感染癌细胞后，不仅能杀死癌细胞，而且能激活免疫系统，形成更长期、持久的治疗效果。

从 1991 年第一个转基因溶瘤病毒被报道以后，群雄并起，在其后的 20 多年间上百种溶瘤病毒进入临床实验。到目前为止，安进（Amgen）的溶瘤病毒 T-Vec 在针对黑色素瘤的 3 期临床实验中显现了一定的效果，美国 FDA 在 2015 年批准其上市。

值得一提的是，中国早在 2005 年就批准了世界上第一个溶瘤病毒的上市。但这个叫 H101 的溶瘤病毒上市也这么多年了，钱倒是赚了不少，但是也没听说它有什么特别好的效果，安全性倒还好。没效果，但是安全，听起来感觉和吃馒头效果差不多。

总之，溶瘤病毒是很古老、很有意思的概念，但临床效果一直很有限。在过去的100多年，这个概念几起几落，但是最近确实有一些临床突破，尤其是和最近非常火的免疫治疗结合以后，理论上可能产生意想不到的惊人疗效，我们一起拭目以待。至于 M1 本身，我只能祝它好运了。

仿制药代购：
仿制药是假药吗

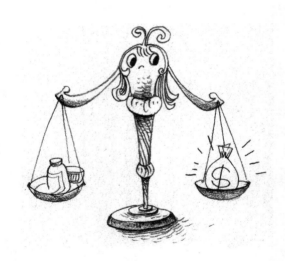

前两年有一个特别引人关注的新闻：号称"中国代购抗癌仿制药第一人"的陆勇由于帮助白血病病友从印度规模性地购入靶向药物格列卫的便宜仿制药而被起诉"销售假药罪"，后在北京被逮捕。上千名病友集体写信请求对陆勇从轻处罚，最后以公检部门撤销起诉，陆勇被释放结束。

这件事情暴露了一个非常深刻的社会问题。中国普通大众如何才能合法地用上抗癌新药，可以写一本书来探讨。在我看来，最终的解决方案，必然是政府、药厂、患者三方一起埋单，任何一方也承担不起。在这里就不多谈了，欢迎有兴趣的朋友私下探讨。

菠萝还是举起科学的大旗，讲一下到底什么是仿制药？仿制药是不是假药？为什么印度有大量便宜仿制抗癌药而中国没有？

仿制药是什么？

人类医疗的持续进步离不开新药的不断涌现，无论是西医的抗生素、伟哥，还是中医的云南白药、牛黄清心丸，都对治疗疾病、改善患者生活质量做出了卓越贡献。现代社会，新药刚上市的时候，都伴随着专利保护和品牌，因此新药又叫"专利药"或者"品牌药"，而"仿制药"，顾名思义，就是仿照"专利药"而制造出来的药。通俗地说它就是我们常说的"山寨"。

和其他山寨产品相似，仿制药比起专利药最大的优势就是价格。仿制药的平均价格只有专利药价格的 10%~15%，对于动辄每月花费上万的抗癌药来说，仿制药这个选择非常有吸引力。

但仿制药会不会有其他山寨产品一样的质量问题呢？

不会的。

真正要成为仿制药上市，标准是非常高的。美国 FDA 规定，仿制药必须和它仿的专利药在"有效成分、剂量、安全性、效力、作用（包括副作用）以及针对的疾病上都完全相同"。打个比方，"狗不理"是一个品牌专利包子，要做一个仿制包子"猪不理"，那么"猪不理"必须在包子大小、调料成分、肉菜混合比例、褶子数目、吃完后消化排出速度等方面都和"狗不理"一致。

事实上，印度的仿制格列卫和瑞士诺华的品牌格列卫有效成分100%一样，仿制药本身的效果也经过了无数慢性粒细胞白血病患者的测试，和品牌药没有区别。单从药效上来说，它肯定不是假药，而是实实在在的真药和好药。但由于印度的仿制格列卫在中国并未登记或被批准上市，属于黑市产品，这才被冠上了"假药"的头衔。

很有意思的是，2013年格列卫全球专利到期后，中国已经有至少两家药厂合法生产了仿制格列卫，按理说买国产仿制药就好，为什么现在大家仍然要冒险去买印度仿制药呢？

还是价格惹的祸！

专利药为什么这么贵？

仿制药之所以流行，就是因为专利药太贵了。

上次网上有人骂，说苹果手机制造成本才1千多，居然卖5千！那如果告诉你抗癌药物生产成本才100块钱，但卖1万，大家可能要疯。我再告诉大家2014年上市的治疗丙肝的神药Sovaldi生产成本900元人民币，售价为50万！

是因为药厂太贪婪，不顾患者死活了吗？

并非如此，苹果手机也好，抗癌药物也好，主要成本都不在于原料和生产，而在于上市前的研发和上市后的市场推广。现在一个新药的研发成本越来越高，已经超过10亿美金，即使顺利也要大概

10 年，而且多数都会失败。

这么高风险的事情，药厂为什么要干？就是因为新药出来以后有专利保护，能够垄断市场多年，在这些年里，给药品定以高价，这样才能收回开发药物的成本。药物是个特殊的商品，但药厂毕竟是个商业公司，为了持续发展，必须要盈利。

仿制药之所以便宜，就是因为它几乎完全没有研发成本，省了几亿美金和 10 年时间。因此仿制药虽然便宜但可以很赚钱。如果不给专利药市场垄断的机会，让药厂看到新药可能的暴利机会，药厂是不会有任何动力做科研开发新药的。最后导致的结果就是大家都卖仿制药，或者拿钱来投资房地产、大数据或者移动医疗，制药不会有创新和进步。

由于药物的特殊性，政府也不会允许市场被长期垄断，对新药的专利保护是有时间限制的，一般是 20 年。但这 20 年并不是从药品上市开始算，而是从很早期，药物进入临床实验之前就开始算了。由于药物的开发需要 10 年以上，因此很多专利药上市的时候，20 年专利保护期已经过了一大半了，新药在市场上真正垄断的时间只有几年，在那之后，专利过期，仿制药就会大量进入，极大地压低药价。这从另外一个角度促使药厂要在短暂的垄断时期把药价定得尽可能地高，毕竟春宵苦短，好日子有限。

总之，为了整个社会新药研发系统的持续运转，专利药必然贵，甚至必须贵，才能维持对创新药厂的吸引力。期待专利药降到和仿制药一个价是不可能的。退一步说，即便每月卖 1 万的抗癌药降到 2千，恐怕仍然不能解决很多人用不起药的问题。所以最根本的问题不在于专利药是不是太贵，而是能否有更好的系统帮助低收入患者出这笔钱。

为什么印度有便宜仿制抗癌药而中国没有？

在很长一段时间，"格列卫"、"易瑞沙"、"多吉美"等抗癌药物，除了昂贵的品牌药，只有印度才有便宜仿制药，全世界其他地方都没有。这是为什么？

有两个原因，第一，印度仿制药水平很高；第二，印度政府不作为。

正常情况下，仿制药必须在品牌药的专利过期以后才能上市，不然专利岂不是成了摆设？比如"格列卫"全球专利到期是2013年，在那之前，理论上其他厂家都是不能卖仿制药的，不然就是侵权。美国、欧洲，乃至中国都是严格执行药物专利保护的。这些地方有很多制药厂早就想仿制"格列卫"，不少公司实际上连仿制药都做好了，只是都只能放在仓库，不敢卖，眼巴巴等着2013年专利过期那一天零点钟声的敲响。

但印度政府不吃这一套，它搬出了专利法中最狠的一招：强制许可。

"强制许可"是专利法中为了防止公司滥用专利权而加上的制衡条例，简单说就是政府在特定情况下，可以在专利没有到期，且不获得专利拥有者同意的情况下，强行支付少量专利转让费，就授权仿制药企业合法仿制并贩卖相同的药品。说白了就是政府可以"强买"。这就像一个黑社会老大找到"狗不理"董事长，说你的包子配方我先拿走了，一会儿去找人生产，但你也不要伤心，还是有好处的，因为我卖一个包子给你一分钱。

"强制许可"这个条例最初的意义是为了防止落后国家因为买不起专利药而无法保证国民基本医疗和国家安全，通常是在传染性疾病暴发时候使用，比如艾滋病、埃博拉等。不少国家对抗艾滋病药物都是"强制许可"，卖得非常便宜，保证大家都能使用，其中不仅有非洲国家，还有泰国和巴西这类不是特别穷的国家。

对抗癌药使用"强制许可"，争议就要大得多，因为癌症并不传染，对整个社会而言危害没有传染病大，不至于对国家安全产生威胁。但反过来说，穷人买不起抗癌药只能等死，是否也算是国民基本医疗得不到保障，有损国家安全？于是各个利益方开始吵个不停。

在其他国家都还在民主争论的时候，印度政府果断出击，二话不说，"强制许可"了几个欧美药厂最重要的抗癌药物，授权给印度本土制药厂仿制，包括前面提到的"格列卫"、"易瑞沙"、"多吉美"。印度政府给出的理由是这些药实在太好了，但印度人民买不起，所以不好意思了。仿制药出现后，这几种药物在印度的价格瞬间降了90%以上。由于印度的仿制药公司水平非常高，药物质量非常好，真正的价格便宜量又足，这些仿制药不仅满足了印度国内需求，更是成了走私药品的热门源头。

印度的这种做法受到了很多没有保险的群众和慈善组织的热烈欢迎，但拥有专利的药厂非常恼怒，但却几乎无能为力。诺华为了"格列卫"专利保护，和印度政府为了打了十多年官司，最后还是被"印度政府"判决输给了"印度政府"。和政府打官司怎么可能赢呢？

"强制许可"是把双刃剑，它帮助了很多发展中国家解决基本医疗问题，但同时导致药厂对开发针对发展中国家的药物毫无兴趣，因为做出来了也卖不了什么钱，这种项目往往只能靠慈善推动，比如盖茨基金会。埃博拉病毒在非洲猖獗已久，一直无药可治，也没有疫苗，很大原因就是因为没钱赚。2014年在非洲再次大暴发，死人无数，但由于传到了欧洲和美国，立刻引起了多个药厂的注意。短短一年，好几个公司的埃博拉疫苗和药物都已经治愈了猴子模型，甚至有了良好的临床效果。要推动新药，还是必须有经济利益驱使。

我猜测，未来印度还会对更多的抗癌新药在专利保护期间进行"强制许可"，而世界绝大多数国家包括中国则应该不会。对于应该优先保护专利鼓励创新还是优先保护患者的争论还会长久地继续下去。这是个注定没有正确答案的话题。

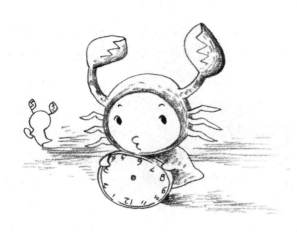

女明星和乳腺癌：
那些新闻里没告诉你的

今年某女明星由于乳腺癌转移去世所造成的舆论影响非同寻常，主要因为她是名人，加之非常年轻，恶化又非常突然，大家的震撼与惋惜之情比较强烈。之后与乳腺癌相关的科普文章比任何时候都多，各种"专家"如雨后春笋，相继发言，让人目不暇接，偶尔还目瞪口呆。我本来不想蹚这个浑水，但是我看了好多篇广为流传的文章，发现多为炒冷饭，除去在第一段提到了女明星的名字以外，后面段落一般翻译一下国外的老文章，或东拼西凑一点网上的各种女性养生大法，完全没有科学性和独立思考能力，这如果也能成为科普，那成本真的太低了。

我不谈太多哪些因素能增加患乳腺癌的概率，一来网上信息已经很多，二来我觉得知道这些知识固然重要，但是实践意义非常有限。因为没有任何一个因素像吸烟和肺癌关系那么密切，且可以改变。比如说提高乳腺癌风险的因素包括：家属中有得乳腺癌的；月经初期提早、绝经延迟的妇女；大龄未婚、未育、未哺乳的妇女。

家里人是否得乳腺癌，月经什么时候开始、结束，你都没法改变，至于是否结婚、生育、哺乳，和乳腺癌的关系大概只增加 5%~10% 的风险，有多少人会为了这点风险去结婚、去生育、去哺乳？当任何事情不是 100% 的因果关系的时候，大家的侥幸心理一定会占上风，吸烟和肺癌如此、缺乏锻炼和肥胖高血压如此、极限运动和死亡也是如此。

所以我还是来点实际内容，说点对更多人有实践意义的。

首先大家应该增加自我检查意识，洗澡没事就东摸摸西摸摸，越早发现治愈几率越大，这个网上有很多靠谱医生写的科普文章，就不赘述了。我只想强调一点，癌症检查不是要大家花钱每年去整高大上的 PET-CT 或验血查癌基因，那都是没用的。

我想主要分析一下新闻中出现了哪些值得探讨的科学问题。先要声明一下，我并不了解任何内情，下面几段是我看新闻报道后的反应和分析，但我非常清楚新闻不一定是事实，所以我无意攻击任何个人或医院。

"手术后所有的结果都显示非常优秀。"

很多人对做了全乳切除还会迅速转移和恶化表示不理解，以为是手术不干净。事实上，肿瘤的转移可以发生在非常早期，就这个例子来说，转移很可能发生在 2011 年做手术之前。我认为手术本身是成功的，这点从其乳房切除部位并没有发现肿瘤复发可以证实。可惜当时少量癌细胞已经转移，且没有发现（这个极难发现），手术后的化疗也没有能够杀死这些转移到肺部和脑部的癌细胞，导致 3 年后的暴发。手术像是关门打狗，但是如果狗早就溜了，那就没什么办法了。

"医生很反感'既然是癌症，治不治都一样'这样的说法，虽然科学发展还不能攻克癌症难关，但是还是需要治疗，治疗癌症的关键是一个'早'字，这是大的概率的指向。"

这段话我完全同意，癌症该治还得治，关键是选对治疗方式。最近网上突然冒出一篇什么日本 ×× 权威说癌症就别治了的文章，大家传得不亦乐乎。首先那篇文章里面通篇没有一个引用，谁也不知道这是日本专家说的、缅甸专家说的，还是索马里专家说的。大家记住，没有引用文献的文章肯定不是出自严谨科学家之手，哗众取宠罢了。回到这件事情上，手术本身显然没能治愈女明星，但是并不说明手术没用。根据她的癌症特性，如果当年不是良好的手术，她的癌症生长会非常疯狂，也许我们两年前就在讨论这个问题了。所谓科学的东西，都是需要在群体里面重复检验的，一个人癌症没治好，就马上说都不要治；一个人癌症治好了，就马上说××是神药。中国科普事业真的还有很长路要走。

"她父亲太爱女儿了，一家三口都是 O 型血，听医生说可以抽取血液进行细胞培植，进行生物治疗，她父亲很早就要求抽了自己的血。'只要能救她，我的所有拿去给她都行啊'。细胞培植需要 15 天的时间，她父亲一直在祈祷女儿能够坚持到细胞输入。可是终于等到了前几日进行生物治疗，她的病情依旧没有任何起色，反而出现发热等症状。"

这段话信息含量非常大。首先，如果我没猜错，生物治疗就是我分析过的 DC-CIK 之类的免疫疗法，也就是从亲人身上抽取免疫细胞，输入患者体内，希望能够帮助攻击癌细胞。这种疗法在临床上单独使用已经被证实了是没有效果的，现在只是又多了一个例子。

另外，出现发热症状是可以预想到的，这说明输入的免疫细胞和患者体内的细胞在互相攻击，这是非常危险的事情，如果控制不好，这会加速患者的死亡。虽然无法证明生物疗法是否直接帮了倒忙，但是可以肯定的是，这次它没有起到很多医院和公司宣传的神奇抗癌作用。

这里提到的全家都是 O 型血也很有意思，是一个典型的知识误区。平时输血我们主要看血型，那是红细胞的配型，不是免疫细胞的。在纯免疫细胞移植过程中，有完全不同的另一套配型系统，更接近骨髓移植使用的 8 位系统，绝不是血型相配就可以的。同父同母的兄弟姐妹之间 8 位配型成功率是 25%，其他任何直系亲属，包括父母和子女，配型成功率几乎为 0。这是为什么骨髓移植手术绝大多数需要外来捐赠者，对于中国独生子女一代，对外源的需求几乎是 100%。因此，从概率来讲，父亲和女儿的免疫配型是不可能成功的，算是勉强强行使用，由此才会出现发热发烧的排异反应。

上面就是我读新闻后的一些想法，再说一遍，这纯粹是分析"新闻"，而不是分析"事实"，大家当科普乃至科幻小说看就好。我们都不知道真相，无权对其家人、医生或医院进行恶意的揣测和中伤。

下面才是我最想写的东西，因为几乎所有新闻报道和科普文章都没有提到一个重要问题：为何这么年轻得了如此恶性的乳腺癌？根据我们现有的知识能有更好的治疗办法么？

乳腺癌分类方式很多，也比较混乱，但按照基因特性和目前治疗方式可简单分为三大类：ER/PR 激素受体阳性、HER2 阳性、三阴性（也就是 ER、PR、HER2 3 种蛋白质都没有）。这 3 种类型的癌症生长速度、患者存活时间和治疗方式都截然不同。

ER/PR 激素受体阳性乳腺癌是最常见的一类，在乳腺癌中占 60%~70%，而且也是发展最缓慢的一种亚型。对于它的治疗主要是手术 + 化疗 + 内分泌治疗。因为这类乳腺癌的生长离不开雌激素，所以通过药物抑制体内雌激素活性，就能很好地抑制癌症生长。最常用的药物是抗雌激素（他莫昔芬）或芳香化酶抑制剂。内分泌治疗一般需要持续 5~10 年，以保证完全杀灭肿瘤细胞，这类患者的治愈率很高，而且是乳腺癌患者中的大多数，因此乳腺癌整体存活率比较高。女明星并没有接受连续的内分泌治疗，应该不是这种亚型。HER2 阳性乳腺癌占大概 20%。这种亚型的乳腺癌过量表达癌蛋白HER2。这类癌症比上一种生长更快，也更容易转移。幸运的是，在过去 10 年有好几个新型靶向药专门用于治疗 HER2 阳性乳腺癌，效果很不错，其中包括大名鼎鼎的 2002 年上市的第一代 HER2 靶向药曲妥珠单抗（赫赛汀）、2012 年上市的第二代 HER2 靶向药帕妥珠单抗等。对于这类患者的标准治疗就是手术 + 化疗 +HER2 靶向治疗。她也没有接受这类靶向药物治疗，所以也应该不是 HER2 亚型。

三阴性乳腺癌最少见，大概只占 10%，但这是最让人头痛的一类。一方面，它激素受体或 HER2 都是阴性，因此内分泌治疗和新的 HER2 靶向治疗对它几乎无效，目前一般只用普通化疗药物，效果不理想。另一方面，它又恰巧是所有乳腺癌中最恶性的一种，发展迅速，容易转移和复发。40 岁以下患者只占乳腺癌患者总数的 5%，但这类患者里三阴性恶性乳腺癌比例最高，因此年轻乳腺癌患者的复发风险比 40 岁以上患者更高。根据这些特性和女明星的治疗方式，我几乎可以肯定她得的是比较少见但非常危险的三阴性乳腺癌。那我们有什么更好的办法么？

由于其极度恶性和巨大的市场需求，对于三阴性乳腺癌的新药开发一直是药厂的重点，近年来总算有了一些进展。最大的突破源自对三阴性肿瘤基因组的研究，大家发现年轻三阴性乳腺癌患者很多都有 BRCA1 或者 BRCA2 基因突变，这两个基因不是致癌基因，相反，它们是抑癌基因，患者身上丢失了这种防癌蛋白，因而更容易得癌症。

BRCA1 突变乳腺癌在年轻患者中特别多，而且容易早期转移，这些特征都符合女明星的情况，因此我再大胆推测她是 BRCA1/2 突变的三阴性乳腺癌，是乳腺癌中最危险的一类，运气真的非常不好。BRCA1 突变可以遗传，因此如果家族中有多位女性年轻时（小于 45

岁）就得了乳腺癌或者卵巢癌，那就应该要引起注意。著名影星安吉丽娜·朱莉就是因为家族中遗传 BRCA1 突变，才在 38 岁事业顶峰时主动切除了双乳和卵巢。对比这两个故事，不禁让我感叹不已。

过去 10 年，药厂一直在努力开发特异性药物来选择性杀死丢失了 BRCA1/2 基因的癌细胞，很多年以后，最终开发出了一类新的抗癌药物叫"PARP 抑制剂"。2014 年 12 月 FDA 刚刚批准了第一个 PARP 抑制剂，阿斯利康的奥拉帕尼（Olaparib）上市，用于治疗 BRCA1 突变的卵巢癌，如果不出意外，它也会被批准用于治疗 BRCA1 突变的乳腺癌。目前上市的还有好几个类似的 PARP 抑制剂效果也都差不多。

可惜奥拉帕尼刚刚在美国上市，国内根本还没有，医生不可能使用。而且即便要用奥拉帕尼治疗，最好的治疗时间也应该是在女明星 2011 年手术后和化疗一起使用，而不是等到脑转移恶化以后。到了后期，奥拉帕尼也回天乏术。我们晚了至少 3 年。

化疗、靶向治疗，加上新型免疫治疗，乳腺癌的治疗手段和选择会越来越多。所谓的个性化治疗，就是先确定到底是哪种类型的乳腺癌，结合其特点和临床积累的知识，再选择合适的一种药物或多种药物的组合，争取达到最佳效果。

朱莉效应：
遗传性基因突变和预防性手术

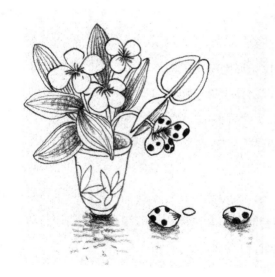

2013 年，著名影星安吉丽娜·朱莉为了预防乳腺癌而果断切除了双侧乳腺。最近她再次在《纽约时报》上撰文，宣布已经又切除了卵巢和输卵管。世界再次哗然。

她这次切除卵巢和上次切除乳腺是同一原因，都是源于她携带了遗传性的 BRCA1 突变基因。BRCA1 不是致癌基因，而是防癌基因，朱莉由于丢失了这个基因，变得比普通人更容易得癌症，尤其是乳腺癌和卵巢癌。朱莉家人中有 3 位女性年轻时都患有这两种癌症，因而引起了她的注意，后续基因检测也确认了她携带有 BRCA1 突变，统计数据预测朱莉 70 岁之前患乳腺癌和卵巢癌的几率超过 50%。

恐怕还没有人能像朱莉一样靠一个人引起全世界对某种癌症问题的关注，现在大家已经用"朱莉效应"这个词来形容朱莉事件对癌症预防和癌症筛查项目的影响和推动力。两年前的"朱莉效应 1"让很多人第一次知道了 BRCA1 基因突变和癌症基因检测，导致全世界做 BRCA1 基因检查项目的人数增加了无数倍，分子检测公司赚得不亦乐乎。那这次的"朱莉效应 2"呢？

她的忠实粉丝说她壮士断腕，果断异常；说她丢车保帅，有大将之风。但我猜更多普通女性只有一个问题：她真的有必要对自己那么狠，做得这么绝吗？如果不幸发现自己或者家人带有 BRCA1 或者 BRCA2 突变，女性是否都应该义无反顾地和朱莉一样，在切除乳腺后继续切掉卵巢？

菠萝直接告诉你答案：切不切都可以，这是一个拼概率、拼运气的个人选择问题。但在任何人做决定之前，至少应该知道下面一些基本事实。

谁应该去做 BRCA1/2 检测？

只推荐高风险人群做这个测试。什么是高风险人群？指的是如果家族（尤其是直系血亲）里满足下面的几条之一：

- 50 岁前得乳腺癌；

- 一人两侧乳房都得乳腺癌；

- 一人同时得乳腺癌和卵巢癌；

- 多人得乳腺癌或卵巢癌；

- 有男性乳腺癌（是的，男的也会得乳腺癌！）。

有亲人发病并不能说明你就是高风险。最科学的确定方法是给已经患癌症的人做基因检测，发现确实有遗传 BRCA1/2 基因突变，那这些人的近亲才能确认是高风险。

小孩是否应该去做 BRCA1/2 检测？

不应该！即使这个小孩有家族史，属于高风险人群，美国癌症协会也不推荐任何小孩接受 BRCA1/2 基因测试。原因主要有以下两点：

- 即使知道了突变也没有特别能预防癌症发生的办法，徒增心理压力，而小孩在发育期是不可能像朱莉一样摘去乳腺或者卵巢的。

- BRCA1/2 基因突变导致儿童癌症的例子极罕见，因此小孩在成人前可以认为是安全的。BRCA1/2 相关癌症高发期在 35 岁以后，因此，即使担心家族遗传，也应该等小孩成人以后和医生商量，再决定是否需要测试基因以及测试后是否需要做后续的预防措施。

BRCA 基因检测的风险是什么？

任何基因检测都是有假阳性和假阴性的，BRCA 测试也不例外。因此你去任何一家公司做检测，都有 5%~10% 的概率出现"测出你有突变其实没有"（假阳性）或者"测出没有突变但其实有"（假阴性）的情况。

更大的风险是测序结果可能被误读。BRCA 基因突变有上千种，不同人或者不同家庭遗传的 BRCA 突变是不一样的，虽然其中多数都会增加癌症发生概率，但也有不少突变对癌症是没有影响的。如果解读基因检测报告的人缺乏正确知识，见到 BRCA1/2 突变就说风险很高，那很可能会造成错误手术。2014 年美国已经报道 4 例由于错误 BRCA 基因突变解读而导致不必要的乳腺或卵巢摘除手术。现在中国和美国的基因检测机构很多，因为买仪器和做销售并不难，但多数机构并没有很强的基因解读团队，现在大家还处在只管使劲测，不管仔细分析的状态，这是非常危险的。

预防性切除手术有什么好处？

研究证明，如果携带 BRCA1/2 突变，切除乳腺几乎可以完全避免乳腺附近癌症的发生。而切除卵巢不仅会显著降低卵巢附近癌症发生几率（减少 80%~90%），同时还会降低乳腺癌发生几率（减少 50%），原因是卵巢分泌的雌激素对乳腺癌有促进作用，切除卵巢后雌激素分泌大大减少，导致乳腺癌发病几率也跟着降低。因此这类"预防性切除手术"在控制癌症上的效果是毋庸置疑的。

在美国，预防性切除手术在有家族病史的患者身上是比较常见的，并不是只有朱莉一个人。如果确定有遗传性 BRCA1/2 基因突变，20% 左右的美国人会选择切除乳腺，切除卵巢和输卵管的也有

20%~30%。但在中国，由于医疗理念、临床经验和整体医疗水平和美国有很大不同，很多医生是不推荐预防性切除卵巢的。

预防性切除手术有什么坏处？

首先任何手术都是有风险的，从麻醉开始，手术中的每一步都不是 100% 安全的。除此之外，切除乳腺的坏处主要在于美观和心理变化，而切除卵巢则有非常直接且严重的生理影响。卵巢是卵子和雌激素的产生地点，切除卵巢最明显的影响包括：

- 失去自然怀孕能力（如果子宫完整，仍可以人工授精怀孕）；
- 失去雌激素，女性就立刻进入更年期，出现大量相关问题，脸部发红发热、情绪容易激动、焦虑、长期失眠、记忆力衰退等；
- 出现明显骨质疏松；
- 增加各类心血管疾病概率。

卵巢切除手术造成的更年期症状比正常的更年期症状更为严重，因为平时进入更年期是一个跨越很多年的缓慢过程，会给身体很长时间准备和适应，而卵巢切除手术则是导致激素瞬间消失，对身体的冲击难以想象。

绝大多数做了卵巢切除手术的人都得长期服用人造雌激素，以减少相关的副作用。但即使服用雌激素，也和身体自己能产生激素有很大区别。很多做了卵巢切除手术的女性都会出现不同程度的心理和精神疾病，比如抑郁、焦虑等。这些可能的后果都不得不作为重要因素考虑。

不做手术有别的选择吗？

要说明的是，切除乳腺、卵巢并不能 100% 预防癌症，因为 BRCA1/2 突变人群切除乳腺和卵巢后，仍比普通人有更高概率发生胰腺癌等别的癌症。由于切除手术并不能 100% 避免癌症发生，且带有巨大的长期副作用，因此不少人选择放弃这个手术。其他的一些选择包括：

- 常规筛查。比如每年做乳房造影，可以帮助发现早期的乳腺癌，降低风险。对于卵巢癌，现在并没有特别好的早期检测方式，包括朱莉用的 CA-125 癌症标记物或者炎症因子这类指标都无法可靠地检测到早期的卵巢癌，绝大多数时候这些癌症标记物的上升都和癌症没有任何关系。

- 预防性药物。有研究表明长期使用口服避孕药能使 BRCA1/2 突变女性的卵巢癌发病率降低 40%~50%。另外服用激素类药物，比如他莫昔芬有可能降低乳腺癌发病率。

- 治疗性药物。过去 10 年，药厂一直在努力开发新靶向药物来选择性杀 BRCA1/2 基因突变的癌细胞，幸运的是，最近多家药厂开发出了一类新的抗癌药物叫 "PARP 抑制剂"。第一个该类药物 Olaparib 去年被批准在美国上市，专门用于治疗 BRCA 突变的卵巢癌。可惜这类药物在国内还没有，中国预计最少会晚 2~3 年。

应该像朱莉一样选择吗？

简单来说，朱莉在手术风险和严重术后副作用，与 70 岁之前 50% 左右的卵巢癌几率之间，选择了前者。我相信不同人在面临这种选择题时一定会有不同的决定。如果这个患癌概率是 5% 或者是 90%，可能选择会容易很多，50% 确实是一个非常难的概率。

朱莉觉得对自己最重要的是能和小孩一起长大，因此她果断选择了手术，做出了对她而言最好而且最正确的选择。我敬佩她的勇气，并且 100% 支持她。而如果另外一位女性，在完全相同的情况下，选择不手术，而是通过调养身体来和 50% 的癌症概率赌一把，我也同样佩服她的勇气，并 100% 支持她！

这是一个没有正确答案的选择题，自己的身体自己做主。只要能懂得科学，并有专业机构帮助解读基因检测报告，在做出选择后，就走自己的路，让别人说去吧。

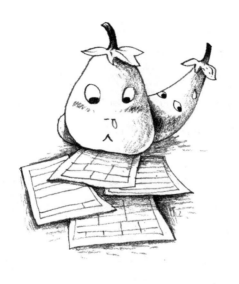

防癌体检中的数学：
为什么那么多的虚惊一场

越早期的癌症越好治，这是毫无疑问的。抓住大家这个心理，各种防癌体检项目在祖国大地如雨后春笋一般冒了出来，黄金套餐、白金套餐、土豪套餐，一个比一个贵。

那么问题来了，防癌体检到底有没有用？它是不是越贵越好？

要回答这个问题，先要了解体检的意义是什么。体检是为了提早发现疾病征兆，从而提高治疗成功率。它的根本目的是延长生存时间、提高生活质量和减少长期医疗费用。一个体检是否有用，就要看能否达到以上 3 条标准，防癌体检也不例外。

有效的防癌体检分为两大类，有些针对大众，而更多只针对"高危人群"。目前主要推荐的检查项目：

针对大众：

· 乳腺癌：女性，40 岁开始，每年乳房 X 线筛查；

· 宫颈癌：女性，20 岁以后开始，3~5 年一次的宫颈刮片或 HPV 筛查；

· 结 / 直肠癌：男性和女性，50 岁开始，每年一次粪潜血检查，每 10 年做 1 次结肠镜检查。

仅针对高危人群：

· 肝癌：有酗酒史、乙肝或丙肝病毒携带者，应该在 35 岁以后每半年进行一次甲胎蛋白（AFP）和腹部超声检查；

· 胃癌：有胃溃疡、幽门螺杆菌感染或家族胃癌史的，应该在 40 岁以后进行定期胃镜或其他检查；

· 肺癌：吸烟者或者戒烟不超过 15 年者，应该在 55 岁以后每年进行低剂量螺旋 CT 扫描。

大家从以上内容可以看出几点：

1.很多癌症目前没有很好的筛查方式，包括致死率很高的脑瘤、胰腺癌等。

2.每种有效的癌症筛查针对的人群和使用的检查方式都是严格限定的，没有任何筛查适合所有人，也没有任何筛查适合两种以上的癌症。

3.这里面没有任何昂贵的检查项目，没有 PET-CT，没有基因检测，也没有肿瘤标记物。

4.针对肝癌、胃癌、肺癌的筛查仅限于高危人群，并不推荐普通大众去做筛查。原因我会在后面详细讲。

这几点很重要，它们说明广告里大肆宣传的普通人靠昂贵体检项目查出各种癌症完全是幻想。为何普通大众做很昂贵的防癌体检是无用功？主要因为以前讲过的两个词，"假阴性"和"假阳性"。

"假阴性"是指有病但检查结果正常，而"假阳性"是指没病但检查异常。医学上，没有任何检测是 100% 准确的，医院做的各种测试，无论是血糖检测还是艾滋病病毒检测，都有一定的假阴性和假阳性概率，只是这个概率非常低。相比而言，药店柜台卖的产品，比如早孕试纸，假阴性和假阳性率比较高，所以常导致意外的"惊喜"或者"惊吓"。

防癌体检对普通人无效，主要是因为"假阳性"实在太多，导致绝大多数时候都是明明很健康的人被检查出"癌症标记阳性"，吓了个半死，直到花钱做更多检查以后，才被证明是虚惊一场。

前段时间我挺喜欢的网络作家马伯庸写了一篇文章"关于癌症，跟大家说几句"，在网上广为流传，故事梗概是他不吸烟不喝酒，但莫名其妙跑去做了个"螺旋 CT 肺癌筛查"，结果居然发现了阴影，呈现检查阳性，过了几个月他又做了个 CT，才确定了阴影不是癌症，是虚惊一场。这就是一个典型的由于防癌检测"假阳性"而导致过度医疗的案例。

我开篇就说了，只有吸烟者或者戒烟不超过 15 年者，才应该在 55 岁以后每年进行低剂量螺旋 CT 扫描。对于马伯庸这种不吸烟、没有家族遗传史的 30 多岁的年轻人，根本不应该去做"螺旋 CT 体检"。因为即使他被检查出是阳性，那 99% 以上可能性是假阳性！对于他来说，身体完全健康，本来应该不做癌症体检，无忧无虑地生活着，但由于选择做了这个不靠谱的 CT 体检，他付出的代价是花了几千块钱，做了两次 CT，自己和家人担忧了好几个月。这不是自己给自己找事儿吗？何况 CT 本身是放射性的，可能致癌，应该尽量少做。

关键是马同学好像没有意识到自己被忽悠了，因为他在文章末尾还推荐"每个人，尤其是烟民，每年都应该做一次低剂量螺旋 CT"，这句话对了一半：老烟民每年去检查是应该的，但如果他的年轻粉丝也都受到偶像召唤，每年跑去做"螺旋 CT 肺癌筛查"，那马同学就真的帮了倒忙了[1]。

为何低剂量螺旋 CT 这种癌症筛查只适合老烟民，而不适合普通大众？为了把这个问题说清楚，菠萝和大家玩一玩简单的数学游戏。

在 50 岁以下普通人群中肺癌发病率不到 0.1%。假设某市有 100 万人，那有 1000 人是真正有早期癌症的。假设低剂量螺旋 CT 检测特异性和灵敏度都是 99%，也就是说 99% 有病的会被查出来，而 99% 没病的人也会被正确排除，听起来很不错吧？但体检结果会怎么样呢？

———————————

[1] 马同学后来发了更正贴，正确说明了推荐进行螺旋 CT 肺癌筛查的是吸烟高危人群。

在这种情况下，有癌症会被查出来的是 1000×99%=990 人，而没有癌症的人（99.9 万）里面会有 1% 被错误诊断出有癌症，那就是 999000×1%=9990 人。那么整个体检下来，会有 990+9990=10980 人被诊断有癌症，其中 9990 都是被误诊，假阳性率高达 91%！也就是说 91% 被防癌体检出阳性的人，其实都没事。而那 990 个真正有癌症的人也会被混在 9990 人里面，无法分辨。因此所有的人都需要做第二次检测，乃至第三次检测，才有可能真正确认（表 1）。

表 1　普通大众做特异性和灵敏度 99% 的体检结果

	事实有癌症	事实没癌症
体检结果有癌症	990（有价值体检）	9990（假阳性误诊）
体检结果没癌症	10（假阴性误诊）	989010（不需要体检）

一个特异性和灵敏度都高达 99% 的检测项目何以最后假阳性误诊率会高达 91%？其根本原因就是肺癌发病率在普通人群中很低，真正有病的人很少，因此即使一点点假阳性概率，也会导致大量没有病的人被误诊。

目前市面上癌症筛查的特异性和灵敏度都远低于 99%，甚至要低于 90%。那么同样的题目中，如果特异性和灵敏度降低到 90%，阳性误诊率会是多少呢？大家可以去算算，是 98.3%！事实上，螺旋 CT 肺癌筛查的特异性和灵敏度根本到不了 90%。所以马伯庸去做防癌体检，从一开始就几乎注定了是虚惊一场，浪费金钱，造成巨大心理压力，同时还多受了不必要的辐射。

正因为如此，菠萝才不推荐大众做各种癌症筛查，尤其是 CT 这类对身体有影响的筛查。但我和很多医生一样，是推荐癌症高危人群（55 岁以上长期吸烟者、有家族史、有已知癌基因突变等）定期去做靠谱的癌症筛查的，这是为什么？主要是因为这些人中有早期癌症的概率远大于普通人群，做体检后假阳性比例会大幅下降。比如由于BRCA1基因突变而切了乳腺和卵巢的朱莉，她身上各器官有癌症的概率在10%~50%，那假设我们取30%的平均值，给100万像朱莉这样的高危患者做同样的防癌体检，那么一个假阴性率和假阳性率1%的筛查阳性误诊率就只有2%，而不是刚才那样的83%（表2）。

表2　高危人群做特异性和灵敏度99%的体检结果

	事实有癌症	事实没癌症
体检结果有癌症	297000（有价值体检）	7000（假阳性误诊）
体检结果没癌症	3000（假阴性误诊）	693000（不需要体检）

而即使假阳性率为10%的筛查，阳性误诊率也仅为20%，在这样的情况下，做癌症筛查还是很有价值的。

所以，如果你不是高危人群，或不是钱多得用不完，真的犯不着去花冤枉钱做那些很贵的防癌体检，等以后有了更准确、可靠的防癌体检方式再说吧。

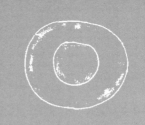

来美国看病，不只是钱的问题

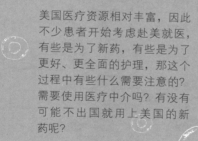

美国医疗资源相对丰富，因此不少患者开始考虑赴美就医，有些是为了新药，有些是为了更好、更全面的护理，那这个过程中有些什么需要注意的？需要使用医疗中介吗？有没有可能不出国就用上美国的新药呢？

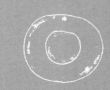

如何用上美国的抗癌新药

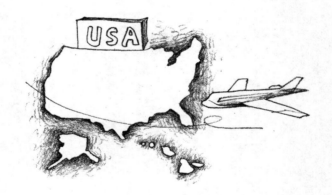

　　常有人问我："菠萝，我有个亲戚得了 ×× 癌，听说美国有最新的药 Y，但是中国没有卖，你有途径能买到吗？"

　　这几年是欧美新抗癌药物研发的收获季节，在临床上有不少药物取得了挺好的效果，晚期肺癌、皮肤癌、前列腺癌、白血病等都有了新的治疗方法，给患者和家人带来了希望。但是 99% 的新抗癌药都会先在美国和欧洲上市，由于中国药监局要求所有新药都在中国重新进行临床实验，因此导致中国市场往往有几年的滞后。对中国的患者来说怎么买到只在欧美出售的抗癌新药，是一个很现实的问题。

　　我下面说的只是针对普通家庭在不违法的情况下的选择。

　　首先要明确的是，抗癌药在美国和欧洲国家都是处方药，所以除去通过当地医生之外，是没有办法能够得到的。欧美对处方药的控制非常严格，对医生没有看到患者就开具处方药的惩罚非常严重，会直接导致吊销医生执照。由于美国医生的工资非常高，所以正常情况下是不会有人冒险做这件事情的。这和"高薪养廉"很相似，一方面"高薪"，一方面"严打"，保证了大家守规矩。这也从根本上堵住了合法出售抗癌药给中国的机会。

　　所以对于刚开始的问题，答案是：抱歉，我没有办法买到。

　　那是不是就没办法了呢？也不是的，还是有一些其他途径。

　　最简单的处理是让患者直接去药物上市的国家，比如美国、欧洲或者日本等亚洲国家。如果来美国，只要能找到肿瘤科医生，满足条件后，就能用上最新的药了。但是这个选择有一个基本要求，就是患者身体要足够好，能坐长途飞机和顺利入关。如果满足了这个基本条件，来美国看病就有两个选择，第一是走"正门"，第二是走"旁门"。"正门"是指直接联系肿瘤医院，让它们出具邀请函，然后去签证。这个选择很安全，整个过程中会有美国医院全程指导，很有保障，但是问题是需要大笔资金做保障。众所周知，美国和欧洲的医疗是很贵的，完全靠着保险系统才让大家都能看病。从中国来看病肯定是没有保险的，所以医院为了安全，往往需要患者支付一大笔的保证金，才会出具邀请函，这个数额不同医院是不同的，但是对肿瘤科来说，上百万人民币是肯定的。"旁门"就是冒充旅游来美，然后在这边以"低/无收入人群"身份看病，这理论上可以省很多钱。在美国签证政策放宽了以后，现在很多人都有 10 年美国旅行签证，可以用自由行的名义来美国，这样就避开了让医院出具邀请函的步骤，因此不需要大额的前期资金保证。这个方式的问题是入关会有风险，如果被盘问，则有被遣返的可能。我一方面理解大家走"旁门"的原因，另外一方面，这种行为对美国的医疗系统和信用系统都是巨大的损害，孰知每一个按照"低收入"来美国看病，然后在网上津津乐道的人，最终都由美国辛勤劳动的中产阶级，在给你们埋单。我支持大家持旅游签证来美，省去前期麻烦，但如果财力能承受，请不要滥用低保这个福利。

如果因为种种原因，患者不能来美，还有办法吗？

有一个办法是去香港或者欧洲某些管制没有这么严格的地方购买。这是个巨大的市场，相信有很多人在做，万事问 Google 或者百度就好。

最后一个办法其实是我最想说而大家往往不会直接想到的：在中国申请加入临床实验！由于中国市场巨大，现在最新的抗癌药，在欧美批准以后甚至批准之前，都会开始在中国进行临床实验，以希望尽快在中国上市，这类临床实验往往需要几年的时间，其实是一个巨大的"免费医疗"的机会。临床实验的参与者通常不需要缴纳药物的费用，而且还常常受到特别照顾，甚至有补贴。只要找到新药在中国临床实验的消息，就可以到相关医院进行登记注册，如果满足要求，在中国就可以加入临床实验，比跑一趟人生地不熟的美国好多了。

参与临床实验听起来有点让人担心：我的亲人是不是成了小白鼠呢？这种情况下不是的。传统意义上，参与临床实验很大的风险是疗效和剂量不准，药物可能完全无效，或者即使有效但是不知道该用多少，用量太低没效果，用量太高有毒性。但是抗癌新药在中国开始的临床实验相对安全很多，因为同样的药在欧美多半已经通过了 2 期临床实验，医生已经知道了疗效、有效剂量、最大耐受剂量等信息。在这种情况下参与临床实验和药物被证实批准后的治疗几乎没有任何区别。

但参与临床实验有另一个严重的风险：患者有一定概率（一般小于 50%）被分到"对照组"，而不是"实验组"。"对照组"里面一般使用的是现在主流的治疗方式，而"实验组"里面用的才是新药。能不能给医生塞红包要求被分到"实验组"呢？不行的。临床实验一般要求"双盲"，就是患者、医生都不知道谁是"对照组"而谁又是"实验组"，这样才能保证药物实验结果的客观科学性。所以在中国参加临床实验和来美国接受治疗，还是有区别的。

查阅临床实验的数据库有以下几个：

（1）北美临床实验注册中心（ClincalTrials.gov）（http://clinicaltrials.gov/）；

（2）中国临床实验注册中心（ChiCTR）（http://www.chictr.org/cn/proj/search.aspx）；

（3）世界卫生组织（WHO）国际临床实验注册平台（International Clinical Trials Registry Platform，ICTRP）（http://apps.who.int/trialsearch/）。

其中第一个最好、最全、更新最快，祝福大家都能用上新药。

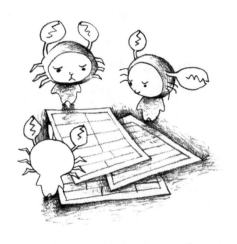

如何来美国看病

这篇文章讨论的是通过正规途径来美国看病的方法，我觉得诚信很重要，所以不公开讨论走"旁门"来美国看病的办法。

对癌症患者来说，很多时候确实美国医疗条件比较优越，医生/患者比例高，技术比较先进，新药更多，对一些罕见的癌症比较有经验。自从我开始写这个系列开始，已经收到了10多位不认识的朋友咨询美国对于某些癌症是否有新的治疗方法，或者是如何来美国看病等问题。随着最近中美之间签证政策放宽，相信来美国看病的同胞会越来越多，国内已经有不少机构开始做来美国（或欧洲）看病的中介，但是都收费不菲，几千乃至几万美金，着实不便宜。对先富起来的一批人，这些费用可能无关紧要，但是我也见过很多的癌症患者和家属，几乎是倾尽所有。如果能省下中介费来用于治疗和康复，岂不是更好。

来美国看病一定需要中介吗？答案是否定的，任何人只要有了合适的资金和签证，都可以来美国看病。

美国所有大医院都设有"国际患者服务中心"，从病例咨询、签证邀请、医院翻译等都有非常细致的服务体系，大型癌症医院还都配有专业的医疗口译，方便患者和医生进行准确的交流。因此，只要患者来到了美国医院，和医疗相关的事情基本上医院都包了。比如我读研究生的杜克大学医院有最好的脑瘤医生，当年肯尼迪家族的人得了脑瘤都是专门飞到杜克大学医院来做手术的。杜克大学医院对外国患者提供超过150种不同语言的免费翻译服务，同时还负责安排接机、住宿等，非常周到。

国内有些不正规的中介为了谋取私利，往往把来美国看病的真实情况遮着掩着，给人造成整个过程非常复杂的假象，让大家望而生畏。还有貌似正规的中介干脆号称"美国官方认证"，拙劣地欺骗患者，迫使大家乖乖地缴纳了大量的中介费。事实上是，根本不存在所谓的"美国官方认证"，充其量只是和一些非营利组织有过接触罢了。美国医院是不会给中国中介发放所谓的认证的，中介的各种头衔，都是自己给自己加上的一些虚假光环，显得高大上。它们之所以收取这么高的中介费，也是因为营造高大上的成本很高：需要租很高级的写字楼做办公室，做大量的广告等，总之羊毛出在羊身上。

有人说菠萝你写文章怎么老是断别人财路啊？！我觉得有些钱应该使劲赚，有些钱应该少赚，有些钱不能赚。对于癌症患者家庭，我觉得钱应该少赚，因为无论治疗结果如何，癌症患者家属还有很长的人生。

但是中介没用吗？答案也是否定的。这就好比你出国旅游，你可以自己定行程、订机票、办签证、订宾馆，但是你自己不一定有时间办，或者不一定能高效率地在短时间内办好。出国就医比出国旅游还麻烦一点的地方是需要一些医学知识，因为不少材料需要翻译，难度更大一些。如果有靠谱的人帮你专业翻译病历、联系医院、联系住房、照顾生活，只要收费合理，托付给诚信的中介也是个很好的选择。

总之，看病中介就像旅游公司，如果不差钱、要省事，而且中介靠谱，当然可以委托它们；但是如果要省钱，同时有精力，半自助乃至全自助游也是完全可行的。当然，这个自助游比大家去黄山、九寨沟之类的要复杂一些，我下面说一些基本情况，希望给大家一点点概念，有具体问题大家可以和我联系讨论。正巧最近有朋友帮助国内的一位儿童癌症患者来美国治疗，用这个故事可能更直观一些。

有一对年轻父母发现他们两岁的女儿视力出现问题，并且瞳孔有异样，于是到北京很好的眼科医院做了检查，确诊为视网膜母细胞瘤。当时国内的医院给出的诊断是需要做化疗和放射疗法，但是有严重副作用，会影响小孩的视力，同时会导致面部发育出现问题。一方面必须要治疗癌症，一方面又想要保全小孩的视力，父母非常着急。后来他们经过各种途径，了解到之前有人来美国纽约"纪念斯隆 - 凯特琳癌症中心"治疗过同样的病，效果很好，于是当机立断申请了出国签证，从确诊到出国只花了半个月，基本上家长都没有时间睡觉，一直忙着做各种自助游准备，就是为了能够快一点让小孩接受治疗。我朋友正好在该医院做癌症研究，经人介绍认识了这家人，帮助他们选择和联系了医院最好的眼癌医生，让孩子及时接受了治疗。听说治疗效果非常不错，我这朋友也和患者一家结下了深厚的友谊。所以大家能看出来，自己来美国看病并不神秘，也是完全可行的。

美国的综合癌症中心一共 41 个，而其中排名前几位的综合实力最突出，推荐大家选择：比如上面提到的"纪念斯隆 - 凯特琳癌症中心（MSKCC）"，然后还有位于休斯敦的"安德森癌症中心（MD Anderson）"，位于波士顿的"丹娜法伯癌症中心（DFCI）"，位于罗切斯特的"梅奥医疗中心（Mayo）"，和位于巴尔的摩的"约翰霍普金斯医院（Johns Hopkins）"，等等。这些大型肿瘤医院各有所长，不同的癌症要选择不同的医院。另外值得一提的是如果是儿童癌症，医院排名则非常不同，比如位于孟菲斯的"圣犹大儿童研究医院（St. Jude Children's Hospital）"，综合排名不高，但这里专门治疗儿童疾病，包括儿童癌症，很多其他医院治疗不佳的儿童患者都是转到这里来治疗的。关于儿童癌症的更多知识请关注"向日葵儿童癌症平台"（curekids.cn）。

另外大家要知道，美国的大型癌症中心还都提供远程诊断服务，收费并不算特别高：比如纪念斯隆 - 凯特琳癌症中心的远程诊断费是 2 千到 4 千美金。如果你对国内医生的诊断不放心，或者国内医生无法诊断，远程诊断是比出国看病更快更好的选择。做远程诊断和来美国看病一样，最重要的是准备国内病历的准确英文翻译。这个需要请专门的翻译机构进行，中国和美国都有很多这样的公司，根据病历复杂程度，费用是一百到几百美金。有了病例的翻译以后，就可以联系美国的大型癌症中心，看如何做远程诊断或者来美国治疗。

我写这篇文章，并不是鼓励大家任何癌症都出国来治，中国一些肿瘤医院的水平已经慢慢和国际接轨，美国也并没有神医。我只是希望有更多的人可以意识到这个选择性，在和癌症做斗争的路上不要被国界所限制。另外也希望大家不要被不良中介忽悠骗钱。归根到底，癌症在哪儿治疗都是不容易的，最好的还是健康生活、坚持体检、尽早发现、尽早治疗。

如何来美国加入临床实验

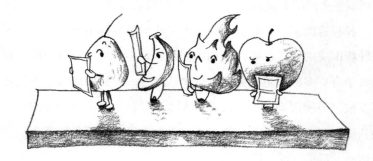

最近简单写了如何来美国看病的问题，收到不少人询问如何来美国加入临床实验。这也可以理解，因为不少新的肿瘤治疗方法，包括靶向药物和免疫疗法，都还在西方国家进行临床实验，对于有些患者来说，直接来美国或者欧洲加入临床实验可能是比较好的机会和方法。

以前的文章为了照顾更广的主题，有点泛泛而谈，这次就来点干货，手把手，一步一步地告诉大家，如何查询美国或者欧洲是否有合适的临床实验和如何实现来美国加入临床实验，解决下面几个主要问题：

1. 如何查询美国最新的癌症新药临床实验？

2. 临床实验在哪个医院进行？怎么知道患者是否符合要求？

3. 发现合适临床实验后应该联系谁？怎么联系？

4. 我需要准备些什么？

5. 来美国参加临床实验需要多少钱？

先要说一句，据我了解，90% 以上的美国的癌症临床实验都不限制患者国籍，所以如果符合其他条件，中国国籍理论上是可以参加绝大多数美国进行的临床实验的，具体收不收国际患者，要看具体的医院和医生。

另外，临床实验有一个风险是被分到对照组，使用目前临床有的最好的药，但不是新药，这个是临床实验特性决定的。除了极少数情况，是没有办法能保证患者进入新药组的，大家需要理解。

为了讲得更加清楚，假设中国有一位患者是胃癌晚期，手术和化疗后效果不好，已经有多处扩散，但家属不想放弃，想看看美国有什么新的治疗方案，尤其是免疫疗法，应该怎么办？

第一步，找到合适的临床实验

进入网址 https://clinicaltrials.gov/ct2/search/advanced，这是最权威、最全面的临床实验库的高级搜索栏，在 "Search Terms"（搜索关键词）里面输入 "Gastric Cancer"（胃癌），然后在 "Recruitment"（招募状态）里面选择 "recruiting"（正在招募），然后单击 "search"（搜索）。

在临床实验数据库高级搜索选项查询最新的美国临床数据（这个网站截图应该是可以的吧？）

现在搜索你会发现有 440 个结果，这就是目前所有在进行的和胃癌相关的临床实验，这是全世界的数据，不只是美国。如果有必要和兴趣，大家可以一个一个地看。假设我们有一些背景知识，想看一下最新的免疫治疗药物，例如 Nivolumab 有没有在胃癌患者中进行临床实验，那么在搜索的时候就可以用 "Gastric Cancer Nivolumab" 作为搜索关键词。我们会发现确实有一个临床实验在用 Nivolumab+ Ipilimumab 这两种免疫药物治疗多种癌症，包括胃癌，该临床实验由百时美施贵宝公司进行，为临床 1 期和 2 期混合实验（为了加速临床实验速度，现在药厂经常 1 期和 2 期临床实验一起进行，癌症免疫治疗因为效果显著，通过 2 期实验就可能被 FDA 批准，不需要传统的 3 期临床实验），编号为 NCT01928394。

百时美施贵宝公司的癌症免疫治疗临床实验 NCT01928394

第二步，查询目标临床实验的要求

在锁定了一个感兴趣的临床实验以后，就需要仔细看一些信息。把刚才的网页往下拉，会有临床实验的具体信息，前面是实验目的、实验设计等，这些对我们来说不太重要，首先重点看中间的一个部分："Eligibility"（合格的条件），这里详细记录了加入这个临床实验需要的条件。

针对 NCT01928394 这个例子，需要的条件：

患者超过 18 周岁；患者是晚期或者已经扩散转移的三阴型乳腺癌、胃癌、胰腺癌、小细胞肺癌或者膀胱癌；患者的肿瘤可以测量。

同时它也指出了不能加入这个临床实验的情况：

患者有脑转移或者柔脑膜转移；患者有"自身免疫疾病"（比如红斑狼疮）；患者别的疾病需要使用免疫抑制类药物；患者已经使用过别的癌症免疫类药物，包括免疫检验点抑制剂、癌症疫苗等。

▶ Eligibility

Ages Eligible for Study: 18 Years and older
Genders Eligible for Study: Both
Accepts Healthy Volunteers: No

Criteria
For more information regarding BMS clinical trial participation, please visit www.BMSStudyConnect.com
Inclusion Criteria:

- Subjects with histologically confirmed locally advanced or metastatic disease of the following tumor types:
- Triple Negative Breast Cancer
- Gastric Cancer
- Pancreatic Cancer
- Small Cell Lung Cancer
- Bladder Cancer
- Subjects must have measurable disease
- Eastern Cooperative Oncology Group (ECOG) of 0 or 1

Exclusion Criteria:

- Active brain metastases or leptomeningeal metastases
- Subjects with active, known or suspected autoimmune disease
- Subjects with a condition requiring systemic treatment with either corticosteroids (>10 mg daily prednisone equivalents) or other immunosuppressive medications within 14 days of treatment
- Prior therapy with experimental anti-tumor vaccines; any T cell co-stimulation or checkpoint pathways, such as anti-PD-1, anti-PD-L1, anti-PD-L2, anti-CD137, or anti-CTLA-4 antibody, including Ipilimumab; or other medicines specifically targeting T cell is also prohibited

加入 NCT01928394 临床实验的要求

注意这个临床实验并没有说只有美国人能参加，而且经过我的了解，极少有癌症临床实验限定患者的国籍，因此中国人是可以加入绝大多数美国的临床实验的。那么根据这些条件，中国的这个晚期胃癌患者应该是符合条件来加入这个临床实验的。

第三步，查询临床实验进行的地点和联系方式

好了，现在我们确定符合加入临床实验的条件了，下一步呢？寻找医院和做这个临床实验的医生。在刚才实验要求的部分继续往下就是"Contacts and Locations"（联系和实验地点），你可以看到这个临床实验一共在 21 个医院同时进行，不仅有美国，还有芬兰、德国、意大利、西班牙和英国，具体的医院名称和联系人名字、联系电话都详细地列在那里。虽然美国参与的医院比较多，如果患者去欧洲方便一些，那么就应该优先联系欧洲合适的医院。有不少的癌症临床实验会在日本和新加坡等发达亚洲国家进行，大家可以留心一下，毕竟去亚洲国家方便多了。

NCT01928394 临床实验的地点和联系方式

杜克大学医院负责这个临床实验的 Michael Morse 医生正巧是我的朋友，我还在读博士的时候就认识了。Michael Morse 医生人非常好，而且有 20 多年的临床经验，负责了超过 100 个不同的临床实验，是杜克癌症免疫治疗方面当仁不让的权威。我为了写这篇文章，专门在感恩节假期打电话打扰了他一个多小时，听说是为了给中国患者介绍美国的临床实验，他非常热情和耐心，而且给我讲了一些他以前接待国际患者的经历。对于这种日理万机的主任级医生来说，这点难能可贵。在此向他致以诚挚的谢意。

假设患者想多了解一下杜克大学医院这个临床实验的情况，那么现在有两个选择，第一个是联系杜克大学医院国际部（http://www.dukemedicine.org/locations/duke-university-hospital/international-patient-center）。所有的大医院都有国际部，它们是专门负责接待外国患者的，经验丰富，而且会有翻译。网站上有详细的电话和电子邮件联系方式。第二个选择是直接联系负责这个临床实验的医生，在杜克大学医院就是 Michael Morse 医生，这些医生的电话和电子邮件都可以在网上搜索到。

你可能会问：医生这么忙，直接找他会理我吗？会的！事实上第二种方式是 Morse 医生告诉我的，他经常收到患者来信，对合理的问题都会尽量回答，但美国医生不会通过邮件做远程诊断。他告诉我美国多数负责临床实验的医生都会收到各种患者询问，他们也都习惯了，即使太忙处理不了，也会转交给国际部处理。所以，大家一边联系医院国际部，一边联系负责医生，总是没错的。

第四步，与医院国际部合作，准备英文病历和知情同意书（informed consent form）

要想加入临床实验，对医生来说，第一步就是看患者是否符合参加该临床实验的条件。刚才提到，根据我们的判断，这位胃癌患者应该是符合 NCT01928394 临床实验条件的，但是最终的决定权还是在医生，他们的判断依据就是患者以往的详细病历。患者的病历翻译非常关键，要求非常准确，所以这一定需要专业人士来做，中美都有很多翻译机构，最好先和医院联系，确保使用的翻译机构符合医院要求，不要被无良中介坑了。

假设一切顺利，医生觉得患者符合条件，可以考虑加入临床实验，是不是就可以了呢？还不行，还需要进行实验的医院和开展实验的药厂同意。为了让这两方满意，下一个重要的东西叫授权书或知情同意书。参加任何的临床实验都有一个特别制订的知情同意书，这个有时候会比较长，详细阐述了实验相关的各种细节，尤其是风险。患者需要仔细阅读这个文件，然后签字，表示自己完全理解了所有相关的信息。只有签署了这个文件，医院和药厂才会同意患者加入该临床实验。

听起来很简单，是吧？对国际患者不是，因为美国法律规定患者必须能完全理解知情同意书的内容，而美国临床实验的知情同意书全是英文。所以，对中国患者来说，除非能流利阅读英文，要不然都需要先把知情同意书翻译成中文，患者阅读并签字，然后再把签字的中文知情同意书翻译回英文，并由医院和药厂找独立第三方公司，确认原版英文知情同意书、患者看的中文知情同意书和中文签字后翻译回的英文知情同意书 3 份文件完全一致，才算结束。知情同意书的双向翻译也需要专业机构来做。

第五步，准备押金、签证材料

从这里开始，来美国加入临床实验和直接来美国看病就几乎是一样的了。美国是资本主义社会，一切向钱看齐，尤其对于国际患者，因为没有美国医疗保险，所以必须先交押金，才能来美国医院治疗。在美国看病，如果没有保险是极贵的，比如做一次全面血液检查就要 5 千到 1 万美金。对于参与癌症临床实验来说，一个巨大的好处是药物都是免费的，可以省不多钱，因为癌症免疫治疗的药要 6 万～10 万美金一个疗程，但是对国际患者来说别的费用还是很高。杜克大学医院要求患者缴纳 20 万到 25 万美金（130 万到 160 万人民币），并不是说一定要用完这么多钱，而是做完治疗以后多退少补。据我了解，美国排名靠前的几个大型肿瘤医院大致都要求这个范围的押金。

收到押金和其他材料以后，医院的国际部会开具申请美国签证需要的证明，患者拿着材料就可以去大使馆签证了，最近的美国签证延长到了 10 年，以后这一步对很多人应该不再这么麻烦了。

第六步，进行赴美的各项准备工作

签证搞定以后，当然就是要具体准备来美国的各种事项了。癌症患者赴美签证一般都可以携带一到两名家属，大家的机票、住宿等都需要搞定。在美国癌症患者的治疗一般都不长期住院，很多患者就是在医院治疗完了以后就回家，所以需要租一个医院附近的临时住所。大家可以找中介，也可以找当地的中国留学生网站。大医院边上一定有大学或研究机构，中国人不会少，通常都会有人短期出租房屋。美国医院国际部一般会提供随行口译，也就是到了医院以后都会有人一路陪同，帮忙翻译，这点不用担心。但是平时的生活如果需要翻译，就需要自己想办法，不过这个解决起来都不难，花钱都能解决。

总结

总之，来美国加入临床实验是合理合法的一条渠道，大家有条件的话应该考虑。在我收到几十封有类似问题的邮件以后，我决定专门写这篇文章，我尽自己的努力，查询了一些资料，联系了几个大型癌症中心的国际部，联系了几位负责临床实验的医生，不敢说没有漏洞，但是至少信息都是真实、有据可查的，希望对中国患者和家属有帮助。

大家应该可以看出来，最难的一步是跟踪临床进展并找到最适合患者的临床实验，这个需要深厚的医学和癌症生物学背景，绝非中国的一般中介可以完成。而据说很多医疗中介以前都是做留学中介的，他们帮忙买机票、找住宿、找翻译都没问题，但是如果不找到最合适的临床实验又有什么意义呢？大家要尽量多咨询一些医生和研究人员，看看中介推荐的治疗方案是否靠谱。再说一次，美国没有神医，只祝福患者都能接受条件允许下最好的治疗。

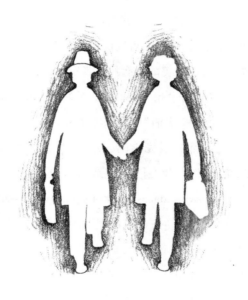

带爸爸来美国看病

　　我 5 年前留学来到波士顿，毕业后就在这个城市留下来工作、生活。一直知道波士顿是美国医疗重镇，集中了数家全美顶尖的医院，但我从来没有机会亲自体验（谢天谢地！）。前年我父亲查出肺癌，接受手术后恢复良好，最近做 CT 检查发现肺部有小的结节，虽然不确定是否属于复发或转移，但我们颇为担心，希望能听听美国顶级医院医生的建议，于是去年年末我带着父亲联系波士顿的医院看病。因为做足了功课，整个约诊看病过程很顺利，下面与大家分享一下我的经历，希望对考虑到美国看病的患者有所帮助。

　　我先后联系了两家医院：麻省总医院（Massachusetts General Hospital, MGH）和丹娜法伯肿瘤医院（Dana-Farber Cancer Institute, DFCI）。这两家医院都有很完善的国际患者部（international patient center），以 DFCI 为例，我在网上搜到它们的页面，在线填写了一个申请表格（https://www.dana-farber.org/apps/request-an-appointment.aspx），一天之内就收到一个专门负责中国患者的工作人员 Amanda 的邮件，详细告知约诊所需材料，包括：英文病历、病理切片、关键的影像资料（如 CT、PET/CT），缺一不可。

　　病历翻译是整个看病流程中最重要的环节，Amanda 给我了一个清单，列出了他们需要从病历中获取的重要内容（如下页图所示）。有了这份清单，我从上百页中文病历中筛选出关键信息翻译，翻译好的病历不到 10 页，我通过电子邮件发给了 Amanda，本来担心她觉得不够详细，结果她愉快地接收了。她说她会把病历转发给相应科室，科室会根据病历中的信息找到最合适的医生来看诊。

　　病理切片是另一个不可或缺的材料。所谓病理切片，就是通过手术或者活检从患者体内获取的癌组织做成的切片，它包含了非常

DANA-FARBER/BRIGHAM AND WOMEN'S

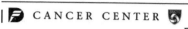

Below are all of the documents that are requested in order to schedule a consult at the Dana Farber:
在 Dana Farber 预约会诊时，所需各类文档如下：

Records:
<u>All records must be in English. If records are not in English, they must be translated by a professional service specializing in medical translations. If you need assistance having them translated, please contact your coordinator at the International Office.</u>
病历：

- ☐ Pathology reports
- ☐ 病理报告
- ☐ Physician progress notes (notes made by your physician after your office visit)
- ☐ 病程记录（门诊后医生所作的记录）
- ☐ Doctor's notes from any facilities at which you were seen in regard to your diagnosis (past **and** current forms of cancer)
- ☐ 所有就诊机构的医生对于您的诊断情况所作的记录（过去及当前的癌症类型）
- ☐ Operative and discharge notes (notes made by your surgeon after any biopsy or operation)
- ☐ 手术及出院记录（活检或手术后外科医生的记录）
- ☐ Reports of recent blood tests
- ☐ 近期验血报告
- ☐ Written reports of X-rays, scans, and ultrasounds
- ☐ X线、扫描和超声检查的书面报告
- ☐ Radiation therapy reports (including sites where radiation was given and doses received)
- ☐ 放射治疗报告（包括照射部位以及剂量）
- ☐ Chemotherapy flow sheets (including the date you received each dose, the amount given, and blood counts obtained in the weeks after each dose)
- ☐ 化疗流程表（包括每次给药的日期、数量以及每次给药后一周内的血细胞计数）

Upon scheduling the consult, we will need to know that the pathology slides or paraffin block are en route via courier mail:
预约会诊时，我们还需确认我们即将收到病理切片或细胞蜡块：

丰富的关于患者所患癌症类型的信息。病理切片一般都保存在患者接受手术或活体检查的医院里，分染色和未染色两种，我父亲特意从国内医院借了出来带到美国。DFCI 对病理切片的要求非常明确（如下页图所示），特别要强调的是他们需要一份中文病理报告以及一份相同格式的英文翻译版本，报告的作用类似于授权 DFCI 可以使用相应的病理切片。Amanda 告诉我，每一个已接受过手术或活体检查确诊的新患者在初次看诊之前，都需要提交未染色（注意，一定是未染色）的病理切片给医院，医院病理师会重复一次病理分析，确定已有的病理报告上的结论属实。

Pathology:
病理：
☐ **Send by Fed Ex, UPS, DHL, etc. to the address below.**
☐ 请将以下资料经 **Fed Ex、UPS、DHL** 等寄送至以下地址。

---

    a.   original glass pathology slides containing the tissue from your procedure/s
    a.   含手术组织的原始病理切片
    b.   a copy of the pathology report
    b.   病理报告副本
    c.   **and either 10 unstained slides of a representative block**
    c.   **以及**10个未染色的**代表性细胞块**切片
    d.   or a representative paraffin block
    d.   **或**一个有代表性的细胞蜡块
                Brigham and Women's Hospital
                International Office
                75 Francis Street
                Boston, MA 02115
              （布莱根妇女医院国际部）

    最后一项重要的材料是影像资料，比如 CT 检查的胶片，它们是对肿瘤位置及大小最直观的记录。每一次做影像检查，患者都应该把相应的胶片或者存有电子版影像的 CD 保管好备用。国内现在流行做的 PET-CT，做完以后患者会得到很厚的一本册子，里面有所有相关图像。除了保管好这本册子，患者不妨问问医院是否有电子版本的图像，我父亲就免费从医院复制出了电子版本，这样携带起来更方便。关于影像资料还有个小插曲，我们首先联系的是 MGH，但当我们把 CT 胶片交给它们时，被告知 MGH 早已把全部影像资料都存为电子版本，医生可能没有合适设备来读胶片。我于是又联系

DFCI，特意询问它们的医生是否能读胶片，得到肯定的答复后我转而决定在 DFCI 约诊。

资料齐全以后 Amanda 马上联系相应科室帮我们预约就诊，她说一般需要一周时间，可我周二把材料发给她，她周三就告知说约上了周五早上就诊，办事效率之高出乎我的意料。她安排我们见的是一位叫 Mark Awad 的医生。Mark Awad 专攻肺癌，尤其是有某些特异性突变的肺部肿瘤，比如表皮生长因子受体（EGFR）突变，这正是我父亲的癌症类型。我搜了一下他近期发表的一些学术文章，发现他正在做很多前沿的关于靶向药物、免疫治疗药物的临床研究，这正是我期望中想看的医生。

周五一早我们来到 DFCI，已经有一名年轻的中国小伙子在注册处门口迎接我们，自我介绍说他是医院派来的翻译。我们等了十多分钟被叫进去，又用十几分钟在一个工作人员的协助下填了一些表格，拿到了病号卡，然后被引导到另外的办公室缴费，一切井然有序。

说到收费，都说在美国看病很贵，这绝对不是谣言。如果在美国没有保险的情况下需要住院或者动手术，还真有可能让人瞬间破产。我们这次门诊虽然不会有那么大的威力，但我们不是有钱人不敢任性，自己掏腰包来看病心里还真没底。如果你想说，那先问清楚了价码再决定去不去看呀。的确，对于没有保险的国际患者，医院在约诊前会告知一个大致的费用，但因为美国的医疗服务向来不是明码标价，到底要付多少钱只有接受完服务账单下来才清楚，先斩后奏，这是美国医疗体系最坑人的地方。

初次问诊也就相当于国内的挂号费，估算下来的费用竟然要 776 美元，无保险自费打五五折，最后是 427 美元。国际患者必须预付估算费用的 75% 才能看诊,看诊完根据最终结算费用多退少补。另外,病理切片分析的收费在几百到几千美元之间。我们最后的账单是 600 多美元。

交完费我们来到 10 楼,等待与医生见面。10 楼的等待室人不多,沙发摆在巨大的落地窗旁,明媚的阳光照进来,看着窗外的风景,一时忘记自己是在医院。等了不到 10 分钟,一个护士出来叫我父亲先单独进去测体重、血压,然后她出来请我们都到一个空的诊室里等待医生。等了大概 5 分钟,Awad 医生进来了。他很友好地与我们每一个人握手,张罗我们都坐下,然后坐在我父亲对面,开始了长达一个半小时的问诊与答疑。他首先询问了我父亲的基本信息,然后根据病历上的内容和我父亲确认了一遍从诊断出肺癌至今的治疗过程。看到我父亲正在服用靶向药物特罗凯,他专门问到是否经历了什么副作用。接着,他让我父亲详细描述了近期身体的感受,是否有疼痛、咳嗽等症状。然后让我父亲躺下,为他做体表检查,摸摸是否有明显的淋巴结肿大。检查完他觉得一切正常,提出要离开一会儿去另外的房间看看我父亲最近的 CT 片子。

他离开房间不久,一个年轻的帅哥进来了。他自我介绍说是 Awad 医生的研究助理,他们正在进行一项针对有 EGFR 突变的肺癌患者的研究,希望能通过抽取血液,找到血液中可能存在的肿瘤细胞 DNA 进行分析,来判断患者体内的肿瘤是否出现了新的突变。参与此项研究对患者来说完全免费,同时可以让医生获取关于患者疾病的重要信息。这个前沿的研究我听说过,没想到我父亲能有机会参与,我们当即表示愿意,并签下了知情同意书。

接着 Awad 医生回来了,他说他和他的同事都仔细看了 CT 片子，几乎看不见什么小结节，我们担心的复发问题在他看来完全是过虑了。我们问他是否需要再做一次 CT 检查，他说 CT 检查自费很贵，虽然理论上来说每 3~4 个月要检查一次，但他认为我父亲现在情况稳定，而且两个月后会回中国，当下没有必要花很多钱去做检查，他建议我父亲继续服用特罗凯然后回到中国尽快复查。接着我又问了很多关于治疗策略方面的问题，比如中国盛行的免疫治疗是否值得做，美国有哪些临床试验我们未来有可能参与，等等，具体内容我就不详述了，如果大家有兴趣我以后可以另起一文谈谈。一个半小时不知不觉过去了，Awad 医生从始至终都面带微笑，语调平和，他的耐心讲解与体恤、宽慰极大地安抚了我们忧虑的情绪，他说希望能继续跟进我父亲的病情，我们如果有问题随时可以给他发电子邮件询问。

走出医院时我们所有人的心情都明显轻快了很多。仔细想想，这一次看病其实什么实质性的检查都没有做，但对我父亲以及我们所有家人的意义是非凡的。其实对于癌症患者和家属来说，最可怕的不是癌症这个病，而是生活里挥之不去的对于未知的恐惧的阴霾。Awad 医生令人安心的话语也许只是一剂安慰剂，但它恰恰是癌症患者在大多数时候最需要的。我不由得想到那句著名的话——"偶尔能治愈，常常在帮助，总是去安慰"，用来形容我们这次看病经历最贴切不过了。

后记：

一周后我给 Awad 医生发邮件询问血液检查的结果，不到一个小时他就回复了我的邮件。他告诉我说，检查结果显示我父亲没有产生新的突变，甚至连之前检查出来的 EGFR 突变都没有发现。这个结果有 3 种可能性：①我父亲体内几乎没有癌细胞存在；②我父亲在服用的特罗凯完全控制了癌细胞的发展；③在中国的 EGFR 突变检查错误（可能性很低）。他也明确说这个检查还属于实验性质，结果的可靠性待考证，所以让我们不用太把它当回事。不管怎么说，这是我们能期待的最好的结果了，我们对癌症复发的恐惧又少了一分，这已经足以让我们欢欣鼓舞了。不过无论如何，我父亲仍然需要一回到国内就马上做 CT 检查，我们的抗癌道路还很长。

　　写下这篇文章，我并不是想鼓吹说到美国看病有多好，我只是尽量客观地把我的经历分享出来，让许许多多和我父亲一样的癌症患者在做判断和决策的时候能有更多的信息。是否能够到美国看病绝不是抗癌能否成功最关键的因素。我认为最关键的是，能够通过可靠渠道全面地获取科学信息，同时抵制住伪科学美妙谎言的诱惑，保持清醒的判断力为自己的每一步治疗策略做出最优决策。共勉。

（本文由周舟提供）

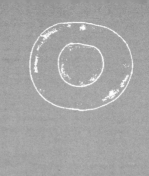

自己身边的故事

科学家和癌症的斗争，并不局限于实验室，而在生活的方方面面。我对癌症的理解，不仅仅来自书本和实验，也来自于身边的各种故事。菠萝身边的年轻科学家得了癌症为何如此乐观？因为他非常了解癌症，让他不恐慌，能坚定地做出自己认为最好的选择。

研究癌症新药的科学家
得了癌症怎么办

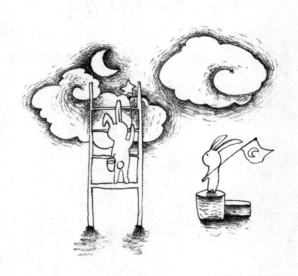

2014 年的某一天早上打开公司邮箱，突然看到一封信，一个极聪明、热情，亲自合成出多个抗癌新药的有机化学家朋友，刚 40 多岁，两年前发现并治疗过的早期肠癌转移了，现在被诊断为肠癌晚期。真是造化弄人。

我翻译这封信给大家看，因为它让我看到一个无限乐观、积极并专注的科学家的光辉，也再次提醒自己为什么选择了癌症生物学这个艰难的领域来消耗自己的青春。开发抗癌药物的路途是无比曲折的，但是身边不少被癌症影响的亲人朋友不断鞭策着自己勇敢向前。随时问问自己："我是不是还不够努力？"与所有癌症生物学科研人员共勉。

Subject: A New Chapter in the Fight & Still Celebrating Life
邮件标题：对抗癌症，庆祝生命的新篇章
Hi Everyone,

Well... This wasn't an e-mail I ever wanted to write – and I certainly did not plan to write to you all so soon after my last celebration e-mail!

大家好，我本来永远也没想过要写这封信的，至少我没想到在刚给大家发了庆祝邮件后马上又写这样这封信。（他刚给朋友发信说他癌症诊断已经过去两年了，没有复发，生活很幸福）

I just received the results from my latest PET-CT scan. My colon cancer has returned & I have been diagnosed Stage IV , with recurrence in both my lymph nodes as well as in my lungs. On one hand the diagnosis feels like an absurd surprise to me because I feel 100% healthy but on the other hand, since they have been watching those enlarged nodes since last August, I've had 10 months of mental preparation for this possibility.

我刚刚拿到我最新的 PET-CT 扫描结果：我的直肠癌不幸复发了。而且因为癌症已经转移到了我的淋巴和肺部，我这次被诊断为 4 级晚期直肠癌。一方面，我觉得这个结果无比荒谬，因为我感觉自己是百分之百地健康。另一方面，因为医生从去年 8 月就发现我的淋巴结肿大，于是开始了各种检测，所以理论上我已经有了 10 个月的时间来准备迎接这个坏消息。

The day I got my first PET-scan results last September showing "possible cancer" I immediately jumped out the door and ran my first ever half-marathon. 9 months later，when I got my PET-scan results confirming I am now Stage Ⅳ，I immediately ran out the door and ran my second ever half-marathon! Even after 14 miles，I never lost my breath – not too shabby for a guy with a couple of lung tumors huh? :)

去年 9 月我第一次拿到 PET-CT 扫描结果，显示我"癌症可能复发了"的那天，我忍不住马上冲出门去跑了我人生的第一次半程马拉松。9 个月以后，我再次拿到 CT 扫描结果，证实我确实得了 4 级晚期癌症后，我又马上冲出门去跑了我人生第二次半程马拉松。即使跑完超过 22 公里以后，我也完全没有觉得喘不上气，这对一个癌症晚期患者来说还不错吧 :)

Final medical plans haven't been decided yet but it looks likely that I will begin a pretty harsh chemo regimen in July after I get back from a much needed Michigan Family vacation. The great news is that it seems like my tumors are very slow growing, so if they respond to the chemo – between that & my overall great health，my doc thinks I could very well be a long term survivor in terms of prognosis – so no freaking out allowed J. That would be an incredible blessing — not only a lot more fun time with my two daughters in their childhood but also a lot more time for science to discover that CRC immunotherapy cure which many very smart scientists are working very hard on that right now!! I am an eternal optimist when it comes to science! I also find Faith in the stage IV CRC patients (some of which I met directly) who have enjoyed miracle very long term complete remissions/cures – if it can happen to them，I see no reason to assume it can't happen to me! I remain very optimistic!

我最终的治疗方案还没有确定，但是看起来我夏天和家人休假回来后就会开始接受高剂量的化疗。好消息是我的肿瘤长得非常慢，所以很可能化疗的效果会不错。这个因素加上我自己良好的身体状况，医生觉得我很可能会活很长的时间，所以请朋友们也不要太惊慌。如果真是那样，对我来说真是上天的恩赐，让我不仅能和我的两个女儿分享她们快乐的童年，而且还让我有更多的时间，和很多非常聪明、非常努力的科学家一起，来研究更好的能治愈直肠癌的免疫类药物。对于科学研究，我是个强烈的乐观主义者。我的乐观不仅来自我的专业知识，也来自于和很多直肠癌晚期患者的交流，看到他们不少人都活了很长时间，甚至有人癌症最后消失不见了！如果这种奇迹能发生在他们身上，那也可能发生在我身上！总之我是非常乐观的！

In addition to standard chemo I am actively researching clinical trials. Multiple tumor types have had incredible medical advances in the past few years – I believe firmly that they will eventually find tricks that work for colon cancer as well. For those of you in oncology/medical research

– please send me a heads-up anytime you hear anything promising in clinical trials for CRC! I hope I inspire you to focus your research on CRC (hint hint J). I'll also be continuing all my complimentary therapies – I do believe they are a part of why I feel so great & why the tumors are growing so slowing, so slowly it took 10 months to diagnose them even with constant scans.

除去标准的化疗以外，我也在积极寻找新的临床实验药品。过去几年，针对多种癌症都有很多有效的新药出现。我相信对直肠癌也会有更好的药物。如果你是在做抗癌药物研究或者是肿瘤科的医生，听到任何新的有希望的治疗直肠癌的临床实验，请务必告诉我。我希望这封信能让更多人专注研究直肠癌。我会继续接受常规治疗，因为我相信过去的常规治疗让我身体保持得很好，并且肿瘤长得很慢。慢到我的肿瘤要花 10 个月才能被 CT 确诊。

I remain incredibly Faithful and believe one way or another everything will work out OK – my new diagnosis hasn't shaken that a bit. My goal is to be here for my kids as long as possible (ideally for decades!), using my cancer to show them to never give up Hope (both spiritually and in terms of medical advances!), to never stop fighting for what's important and show them to never be bitter by what life throws your way. I want them to learn the same lesson my parents pummeled into me as a kid – instead of focusing on disappointing news, instead focus on all the incredibly good things we have been blessed to enjoy. For example – I already had Stage IV cancer (w/o knowing it) at Amelie & my Father-Daughter School Dance last Fall – the cancer did not take away the fact we had an awesome night together neither one of us will ever forget! With Eleni – we called her the miracle baby because hers was a very rough pregnancy in multiple ways – I had metastatic cancer the day she was born (w/o knowing it) how can I be bitter when I have had the joy of her in my life? Eleni never gave up fighting to stay alive under tough medical odds & neither will I now!

我依然保持着极度坚定的信念：无论发生了什么，一切都会好的！癌症复发的诊断并没有动摇我的这个信念：我的目标是尽量久地陪着我的孩子们，我希望能陪几十年！我要用我和癌症斗争的故事向他们诠释永远不要放弃希望，包括精神上的坚定，和对医学进步的信念。不放弃努力，不因为生命中的困苦而失去乐观精神。我想让她们学到我的父母在我小时候教给我的道理：不要总是想着那些让人沮丧的消息，而要把注意力放在那些无比美好，值得感激的事物上 举个例子——去年我和大女儿在学校和她一起跳"父亲和女儿"的舞蹈时我其实已经得了4级晚期癌症，但我当时并不知道，癌症本身并没能阻止我们在一起度过了那个美好的难以忘记的夜晚。小女儿是一个奇迹宝宝，因为她妈妈在怀她的时候出了各种状况，险象环生。在她出生的时候我的癌症事实上已经转移了，但我当时并不知道。小女儿给我的生命带来了无限的快乐，我有什么要难过的呢？她从来没有放弃抗争，奇迹般地活了下来。我今天也不会！

There is an anecdote of a young daughter asking her Dad what he planned to do after they found out he had Stage IV cancer. His reply: I plan on reading you your bedtime book tonight and waking up tomorrow morning like I always do! Life in all its fun goes on.

我想给大家讲一个小故事：有一个小女孩问她的爸爸，当他知道自己得了 4 级晚期癌症后打算做些什么。她爸爸的回答是：我打算和往常一样，在今晚你睡觉前给你读一个故事，然后明天早上和往常一样醒来！无论发生什么，生活依然要继续，并且要充满乐趣。

I don't plan on giving any more regular updates by mass e-mail but please do feel free to contact me anytime & ask anything you want – I seriously love hearing from people! Also feel free to forward this e-mail, I know I have accidently missed people that have been very supportive the past 2 years.

我不打算以后用群发邮件的方式给大家更新我的状况。但是欢迎大家任何时候跟我联系，想问我什么都行——我是真的很高兴收到你们的信！也欢迎大家转发这封邮件，我可能不小心漏掉了一些在过去两年中非常支持我的朋友。

I wanted to close again with the picture of me, Amelie & Eleni taken on our June 4th celebration of life. We're going to fight to keep on celebrating life together for a long more time. And I am still celebrating being a Cancer Survivor – being one starts the minute you first hear your diagnosis!

我想在最后给大家看看我和我的女儿们在 6 月 4 号拍的庆祝照片。我们将相守在一起，在未来很长时间里和癌症病魔斗争，并且一直感恩。同时我会每一天都继续庆祝我是癌症幸存者——这从两年多前，我听到得了癌症的消息那一刻就开始了。

Thank you all (friends, family, Church, colleagues) for the incredible support and prayers I & my family have gotten over the past 2 years! I also couldn't have survived these challenges with a smile on my face without my incredible wife!

谢谢大家（朋友、家人、教友、同事），感谢你们在过去的两年对我和我家人无限的支持和祈祷。我想特别感谢我的妻子，没有她，我不可能一直微笑面对生命中的这么多挑战。

菠萝的骨髓捐献笔记

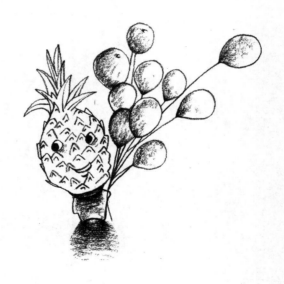

2012 年 10 月 10 日

6 个月前：

今年早些时候，波士顿地铁站的地铁坏了，于是我在地铁站门口百无聊赖，有人在发传单介绍 National Marrow Donor Prgram，大致就是说现在捐献骨髓的大多是 40 岁左右的人，年轻人很少，希望能有更多的年轻人加入。到了办公室随手看了一下他们的网页，www.marrow.org，突然有一种冲动，于是就网上填表决定加入了。

加入的过程很简单，首先在网上填一些基本的个人和健康信息，提交成功后，几天之内他们给我寄来了一个小盒子，里面有棉签和一些别的密封袋子。用棉签在嘴里刮两下，有一些口腔上皮细胞会黏附在上面，然后把棉签封好，用他们给的信封寄回去就搞定了，整个过程不到两分钟。很多人以为加入骨髓库需要抽血或者骨髓样品，其实在美国不需要去医院，真的是非常简单。

他们有了我的上皮细胞，就能提取 DNA，检测我的遗传特征，就是所谓的配型，这个特征大概可以理解为 10 位的一个密码，如果其中的 8 个能和患者一致，就有可能被选为捐献者，当然如果真正要捐献的时候还有很多别的要求，比如不能有别的遗传病，不能有感染性疾病或糖尿病等。总之，当遗传特征数据被检测完毕后，我的信息就正式记录在他们的系统里面了，骄傲地成为了他们全世界近 1200 万名志愿者之一。

3 个月前：

这件事情其实慢慢地就淡忘了，因为大约 500 个志愿者中才有 1 个人一辈子有机会成为捐献者。不想在 3 个月前，我突然收到一封邮件，说我可能和一个患者的特征符合，问我是否愿意进行下一步的血液检测，我当时非常兴奋，有一种中奖的感觉，当然说愿意。后来知道他们在这一步会挑选多名可能的志愿者进行检测。出于对患者隐私的保护，我只知道患者是位 3 岁的小女孩，其他的信息一概不知，比如她在哪里？是不是中国人？得了什么病之类的。其中一些信息可能一辈子都不会知道。

检测一般在附近医院进行，但是由于我工作很忙而且没有车，后来他们专门派了名护士周一的大清早到我的公司，找了个办公室抽走了我 5 大管，大概 80 毫升血。护士态度很好，让我觉得他们对志愿者是很重视的。接下来他们就是对所有可能的候选人血液进行详细的检查，看哪一个是最好的。

1 个星期前：

其实等待时间里我还是挺紧张的，不是怕要捐骨髓，而是怕万一查出点什么毛病来。万一真要捐献，我其实也不知道怎么办，前面都只是靠激情，到了关键时候还是两眼一抹黑。不想这一等就是 2 个月，我心想那肯定是没匹配上，有点失落。谁知上周出差的时候突然又收到信，说检测结果出来了，想和我再谈谈。

1 天前：

昨天一早给他们回电话，谁料想第一句就是我被选中了！

对方医生想让我下个月就捐献骨髓，但表示我可以选择退出。我当时脑子真是一片空白，因为这件事情真的要发生了！我回答说需要两天时间和家人商量一下，他们表示理解。挂了电话有点紧张，但也很高兴，因为知道了我肯定是健康的，要不然也选不上。

打电话给老婆还有爸妈，他们都表示了谨慎的支持，因为大家确实对这件事情都不是那么了解，很怕有后遗症什么的。我自己也到网上看了很多的资料，尤其是捐献者的记录，知道骨髓捐献手术后大概1~2个星期会有骨头的剧痛，得靠止痛片，但是1个月以后就应该基本恢复了，只是不知道什么时候才能再打篮球。同时我也联系了杜克大学医院里面负责骨髓移植的一个医生，咨询了一些问题，知道了捐献骨髓时候出现严重副作用的可能性大概是1.34%，主要的问题是麻醉事故，还有骨头穿刺过程中的一些误操作。平时我会觉得1.34%的概率简直可以忽略，但是真正自己遇到的时候觉得1.34%概率好高啊！

到了这个时候，想退缩是很难的，因为你已经知道自己可能救活一个人，如果退缩了，就像你害了她一样，这样的道德压力是巨大的。爸妈一直很担心，但是老婆最终给了我很大的鼓励。于是我决定第二天给他们打电话，预约下一步更加仔细的身体检查。

今天：

今天一早就给他们打了电话说我决定捐献，可以感觉到电话那头很高兴，我也挺激动的。同时这个时候我知道了小女孩得的是严重的地中海贫血症，骨髓移植是唯一的治愈办法，我这个电话同意后，他们那边就要开始做彻底的化疗清髓，去除患者自身的免疫系统了。

我人生中最值得纪念的事情之一也正式开始了。下一步等待我的是什么呢？

2012 年 10 月 16 日

以前谈起骨髓，我的第一反应总是小时候啃的猪大腿骨，我超爱吃里面的骨髓。所以谈到骨髓捐赠，我总是在想象一个巨大的针管戳到我的脊柱或者大腿骨里面。其实骨髓捐赠需要的是骨髓里面的造血干细胞，所以应该叫"造血干细胞捐赠"更合适，抽取骨髓最佳的地方之一是髂骨（在后背的腰部上面一点），因为那里造血干细胞很丰富，而且神经比较少，风险小一些。捐赠的时候，医生会在骨头上打几个小洞，然后用特别的针头去抽取骨髓。一般成年人有 3 公斤的骨髓，捐献的一般是 5%。

其实现在需要抽取骨髓的时候已经很少了，多数都是采取新技术，叫做外周血造血干细胞分离。就是给捐赠者左右手臂分别插一根管子，血从一头流出来，通过特殊的仪器，造血干细胞被分离出来，其他的部分，例如血浆、红细胞，还原封不动地送回体内。这个过程不需要手术，也不需要麻醉，所以是更加简单的办法。但是这个医生特别要求传统骨髓捐赠，据说是对小孩来说，传统骨髓移植成功率比外周血分离造血干细胞高一些。既然如此，我也就只能让他们在我背后戳几个洞了。

今天我和骨髓捐赠中心的人通了一个小时的电话，确认了捐赠时间，更重要的是，他们给我详细描述了从现在开始到捐赠结束会发生的事情。

捐赠前：

我签了一大堆的表格，表示自己理解了手术过程、风险、确认要捐赠等等。里面印象最深的一句话是："你在任何时候都可以选择退出，但是请记住，如果患者开始化疗清髓后，你选择退出，患者多半都会死。"还有一些选择性参与的项目，比如留一些血液样品给他们做别的研究，参与一个 10 年的跟踪实验看捐献骨髓对身体的长期影响，等等。

然后这周还要去医院做一个超级详细的体检，最后再确认一遍我的身体合格，能够捐赠。X 线、心电图、血、尿、内科，反正能想到的都会来一遍。同时我也会第一次见到给我做手术的医生，我相信我到时候会有很多问题要问。身体没问题的话，就等着捐赠那一天了。

与此同时，不知道身在哪里的患者会开始为期10天的高强度化疗，杀死自身的血液细胞，包括免疫细胞，然后就一直待在无菌的隔离病房里面，等着我的骨髓到来。化疗很痛苦，而且这过程中，他们随时有可能被感染，由于没有了任何免疫系统，会非常危险。所以每次当我担心自己手术的风险和疼痛的时候，我都会想起那个小女孩承受着百倍的疼痛和风险。幸好她才3岁，以后应该什么都不会记得。

捐赠当天：

一大早就要到医院报到，准备手术，手术要1~2个小时，静脉注射的全身麻醉，所以我到时候估计什么都不会记得。手术完了会送到观察室待一天一夜，如果没什么问题的话，第二天一早就可以回家了。顺便广告，由于我老婆到时候不在，需要有人来友情看护、送饭、讲故事等。饭钱可以报销，50美元一天，同时可以免费参观美国排名数一数二的医院，甚至可以在医院小床上睡一晚。如此优厚的条件，您还在等什么？

他们给我买了最全面的保险，包括医疗保险、意外残疾保险、意外死亡保险，全部都填了老婆为受益人。另外我问了一下能不能找朋友拍个视频留念，他们说不行，因为怕我放到网上，揭露了我捐赠的地点。看来捐赠者的隐私也是被严格保护的。

捐赠后：

我以为这么大的手术后至少要休息1周。结果他们说因为我手术是周四，他们推荐我周五请假，然后周六、周日继续休息，周一就可以去上班了！！！我说不会吧？你们美国人也太猛了。对方说除非我是建筑工地上搬砖的，要不然休息两天足够了。如果真是如此，这消息倒是振奋人心，说明这手术真的不算什么。所以我越发觉得骨髓捐赠没什么可怕的。

虽然可以上班，运动是绝对禁止的，有身体接触的运动更是不行，这对我这种喜欢打篮球的人来说是很糟糕的事情。幸好大学篮球联赛和 NBA 都要开始了，还能在家里看篮球过瘾。

2012 年 10 月 18 日

昨天第一次去了我要做手术的医院，计划见见要给我做手术的医生，同时也做最后一次体检。

因为要同时从左右两边的髂骨抽取骨髓，要给我做手术的其实是两个人，一个医生、一个护士。结果昨天我确实见到了一个医生、一个护士，但是后来发现他们俩都不是要给我做手术的人，有点小失望。不过问到了更多的细节，其中有一些挺让人紧张的：

1. 到时候他们会抽出总共 1000 毫升（1 升）左右的液体，我说我全身才 3 升骨髓，你抽走 1 升也太多了吧？他们说这 1 升中只有 10%~20% 是骨髓，另外的 80%~90% 是血液和组织液。无论如何，从自己身体里面抽出 1 升液体，不管是啥，都挺瘆人的。

2. 由于每次针头进去只能抽出 5~10 毫升液体，他们需要抽一百多次，从皮肤进去的时候他们会尽量从同一个口进去，但到骨头的时候就没法保证了，所以我的骨头上最后会留下一百多个小针眼！密集恐惧症的人想想就吓死了。

3. 手术可以选择全身麻醉和局部麻醉，我想我是会选择全身麻醉的，毕竟很难想象清醒着被扎 100 多次的感受。

4.手术大概两个小时，然后会被送到监护室待两个小时，如果顺利清醒过来，再会被送到恢复室，这时候我才能够见到亲人、朋友。所以有 4 个小时，我要独自等待了。手术后第二天一早还要做一系列的检查，大概 11 点左右会被送回家。

5.手术后两周内不能举超过 4.53 千克（10 磅）的东西，所以想找我帮忙搬家的同学没希望了。但是一个月后就可以开始恢复性地体育活动，包括篮球！看来我 2012 年还有一定的希望能重返球场。

即使被吓了个半死，到这个份上，只要不是一命换一命，我也只能上了。于是他们高兴地把我送去做体检，包括 4 项：心电图、X线胸透、尿检和血检。前面 3 个都很简单，一共不到半个小时就搞定了，但是血检又给了我一个"惊喜"：刚走进去，我就被告知，今天一共要被抽 600 毫升。我说你不是闹着玩儿的吧，我下午还得上班呢。他说那没办法，你自求多福吧。

这 600 毫升血，其中 100 毫升要被用于做 16 项各种各样的检验，另外 500 毫升是预备在我手术以后输给我自己的。这样大量输血，有助于捐赠骨髓后身体的快速恢复。现在反正血是满的，抽走500 毫升，手术前就能恢复得差不多，这相当于白白多了 500 毫升自己的血，赚了。

他问我献过血么？我说大学献过一次 200 毫升，他说 200 毫升能干什么？美国都是 400 毫升起。我说你们美国人营养太好了。抽血的时候护士（一名老头）一直在陪我聊天，各种扯，我说你笑话好多啊，他说是啊，你们做动物实验的时候不也是互相瞎聊天么？这个时候我真的觉得我很像小白鼠。

　　我的血流得比想象快很多，最开始完全是喷涌而出，整个3分钟不到，600毫升就满了。600毫升大概是我全身血量的15%~18%。抽完以后我其实当时并没有什么反应，喝了两瓶免费果汁就被送出医院。回到公司，果断吃了一个6块钱的盒饭，好像胃口也没有很好。下午在实验室做实验的间隙一直持续地喝水吃东西。这种有借口可以狂吃东西的感觉真好！

　　我正吃得高兴的时候，突然收到医院一个电话，说少抽了3管血，让我赶快回去一趟，要不那500毫升就白抽了。不是号称是美国最好的医院吗？这么不靠谱！心中骂了很多遍以后，还是又乖乖地去了医院，同一个老头又扎了我一次，抽走25毫升血，唯一的收获？又喝了一瓶免费的果汁。

　　这次抽完以后反应迅速就来了，整个腿都在发软，坐了一会儿站起来头也会发晕，有点像连续打几个小时篮球以后回家的感觉。下班后果断去中国城买了一堆零食自我犒劳。

　　今天一早起来，腿还在持续发软，不管怎么说，骨髓捐赠的最后一步准备工作算是结束了，现在就等着那一天了！

2012年10月27日

　　如果说生活也有戏剧性，那我赶上了，或者用一个流行的说法，我猜到了开头，没有猜到结局。

　　今天收到消息，说骨髓捐赠手术被取消了，问及原因，他们说："The patient is no long available"。再追问，他们不愿透露细节，但从满口的"unfortunate, sorry, her parents want to thank you"。一切尽在不言中。

　　昨天刚收到我的全面体检报告，还在和他们联系手术的细节，还在安排老婆来波士顿的事宜，现在一切都只好被取消了。一个戛然而止的结局，带走了我一个期望，但也带走了亲人的担忧。背上没有被戳 100 个洞，心中却留下了无限遗憾。

最后再说一下，在美国一千多万登记的骨髓捐赠志愿者中，亚裔比例非常低，中国的骨髓库也小得可怜。这可能也是为什么我很快就被选中的原因之一，也许我并不是完美配型，但没有更好的选择了。

希望下次能听你讲一个更完美的故事。

后记

我从读书开始，最大的爱好就是尝试把复杂的科学问题简单化，让其他人能听懂。因此，有很长一段时间，我的职业理想是当老师。到药厂工作以后，虽然很喜欢学习药物开发过程，我时不时仍然思考自己是否更适合回大学当老师。直到意外开始写作癌症科普，让我突然发现，这其实是个非常好的途径来满足我的爱好。

不仅如此，写科普本来算是"不务正业"，但越写越觉得对自己本职工作其实非常有帮助。这个过程促使自己去做了很多调查，读了很多文献，了解到很多以前只了解皮毛的东西。靠业余时间写科普，来提高自己专业技能，是我万万没想到的。所以，如果大家喜欢做什么东西，就去做吧，也许会无心插柳呢。

希望自己这本书能实现两个目的：第一，帮助对癌症感兴趣的人了解疾病；第二，鼓励更多的科学家加入科学传播的行列。

这本书能够完成，需要感谢非常多的人：

感谢家人的理解和支持，有时码字太投入，家里其他事儿就忽略了。

感谢李南欣博士，贾咏博士，张洁熹博士，王昆博士，周舟女士提供或者共同写作的文章。

感谢蒋浩、图南夫妇，还有三乖绘制的优质插图。

感谢唐同学、端端和周优帮忙给文章润色。

感谢所有在癌症领域奋战的前辈，我的所有文章都来自你们的工作。

感谢"奴隶社会"的一诺师姐和华章师兄，是你们让文章能开始传播。

感谢"健康不是闹着玩儿"的清华生物系校友郭霆、周优、祯科，很高兴大家一起搭建起了这个有价值的平台。

感谢清华大学出版社，尤其是胡洪涛和王华编辑在选题、书籍题目、文章内容上面的修订指导。

感谢所有热心的读者的支持，你们的每一个反馈我都牢记于心。

为了更好地分享知识，传播科学，我和小伙伴们运营着两个微信公众号，分别是讲科学健康知识，包括癌症知识的"健康不是闹着玩儿"（ID：jiankangkp），和关注重症儿童，包括患癌儿童的"向日葵儿童"(ID: curekids)。希望大家关注，把信息传播给需要的人，也欢迎联系我：pineapple.onc@outlook.com。

这本书，献给我的妈妈。

健康不是闹着玩儿 向日葵儿童

参考文献

[1] Metzger M J, et al. Horizontal transmission of clonal cancer cells causes leukemia in soft-shell clams[J]. Cell, 2015, 161(2): 255-263.

[2] Zhou C. Lung cancer molecular epidemiology in China: recent trends[J]. Transl Lung Cancer Res. 2014, 3(5): 270-279.

[3] Yock T I , et al. Quality of life outcomes in proton and photon treated pediatric brain tumor survivors[J]. Radiother Oncol, 2014, 113(1): 89-94.

[4] Yadav M , et al. Predicting immunogenic tumour mutations by combining mass spectrometry and exome sequencing[J]. Nature, 2014, 515(7528): 572-576.

[5] Warren G W,et al. The 2014 Surgeon General's report: "The health consequences of smoking — 50 years of progress": a paradigm shift in cancer care[J]. Cancer,2014, 120(13): 1914-1916.

[6] Solomon B J, et al. First-line crizotinib versus chemotherapy in ALK-positive lung cancer[J]. N Engl J Med, 2014, 371(23): 2167-2177.

[7] Snyder A , et al. Genetic basis for clinical response to CTLA-4 blockade in melanoma[J]. N Engl J Med, 2014, 371(23): 2189-2199.

[8] Shi Y, et al. A prospective, molecular epidemiology study of EGFR mutations in Asian patients with advanced non-small-cell lung cancer of adenocarcinoma histology (PIONEER) [J]. J Thorac Oncol, 2014, 9(2): 154-162.

[9] Shen L,Ji H F. Ceritinib in ALK-rearranged non-small-cell lung cancer[J]. N Engl J Med, 2014, 370(26): 2537.

[10] Shaw A T, Engelman J A. Ceritinib in ALK-rearranged non-small-cell lung cancer[J]. N Engl J Med, 2014, 370(26): 2537-2539.

[11] Sayin V I,et al.Antioxidants accelerate lung cancer progression in mice[J]. Sci Transl Med, 2014, 6(221): 221ra15.

[12] Mitin T A,Zietman L. Promise and pitfalls of heavy-particle therapy[J]. J Clin Oncol, 2014, 32(26): 2855-2863.

[13] Mendenhall N P, et al.Five-year outcomes from 3 prospective trials of image-guided proton therapy for prostate cancer[J]. Int J Radiat Oncol Biol Phys, 2014, 88(3): 596-602.

[14] Maude S L, et al. Chimeric antigen receptor T cells for sustained remissions in leukemia[J]. N Engl J Med, 2014, 371(16): 1507-1517.

[15] Lin Y,et al. Identification and characterization of alphavirus M1 as a selective oncolytic virus targeting ZAP-defective human cancers[J]. Proc Natl Acad Sci U S A, 2014, 111(42): E4504-4512.

[16] Herbst R S, et al. Predictive correlates of response to the anti-PD-L1 antibody MPDL3280A in cancer patients[J]. Nature, 2014, 515(7528): 563-567.

[17] Gubin M M, et al. Checkpoint blockade cancer immunotherapy targets tumour-specific mutant antigens[J]. Nature, 2014, 515(7528): 577-581.

[18] Gragert L, et al. HLA match likelihoods for hematopoietic stem-cell grafts in the U.S. registry[J]. N Engl J Med, 2014, 371(4): 339-348.

[19] Brastianos K, et al. Exome sequencing identifies BRAF mutations in papillary craniopharyngiomas[J]. Nat Genet, 2014, 46(2): 161-165.

[20] Bonadies D C, et al. Adverse events in cancer genetic testing: the third case series[J]. Cancer J, 2014, 20(4): 246-53.

[21] Retraction notice to "Long term toxicity of a Roundup herbicide and a Roundup-tolerant genetically modified maize" Food Chem Toxicol, 2014, 63: 244.

[22] Wolchok J D, et al. Nivolumab plus ipilimumab in advanced melanoma[J]. N Engl J Med, 2013, 369(2): 122-133.

[23] Watson I R, et al. Emerging patterns of somatic mutations in cancer[J]. Nat Rev Genet, 2013, 14(10): 703-718.

[24] Vacchelli E, et al. Trial watch: Oncolytic viruses for cancer therapy[J]. Oncoimmunology, 2013, 2(6): e24612.

[25] Shi Y, et al. Icotinib versus gefitinib in previously treated advanced non-small-cell lung cancer (ICOGEN): a randomised, double-blind phase 3 non-inferiority trial[J]. Lancet Oncol, 2013, 14(10): 953-961.

[26] Nixon I J, et al. The results of selective use of radioactive iodine on survival and on recurrence in the management of papillary thyroid cancer, based on Memorial Sloan-Kettering Cancer Center risk group stratification[J]. Thyroid, 2013, 23(6): 683-694.

[27] Li Y, et al. Clinical significance of EML4-ALK fusion gene and association with EGFR and KRAS gene mutations in 208 Chinese patients with non-small cell lung cancer[J]. PLoS One, 2013, 8(1): e52093.

[28] Lawrence M S, et al. Mutational heterogeneity in cancer and the search for new cancer-associated genes[J]. Nature, 2013, 499(7457): 214-218.

[29] Hamid O, et al. Safety and tumor responses with lambrolizumab (anti-PD-1) in melanoma[J]. N Engl J Med, 2013, 369(2): 134-144.

[30] Chung C S, et al. Incidence of second malignancies among patients treated with proton versus photon radiation[J]. Int J Radiat Oncol Biol Phys, 2013, 87(1): 46-

52.

[31] Arcila M E, et al. EGFR exon 20 insertion mutations in lung adenocarcinomas: prevalence, molecular heterogeneity, and clinicopathologic characteristics[J]. Mol Cancer Ther, 2013, 12(2): 220-229.

[32] Wang Y C, et al. Comparison of Cancer Incidence between China and the USA[J]. Cancer Biol Med, 2012, 9(2): 128-132.

[33] Topalian S L, et al. Safety, activity, and immune correlates of anti-PD-1 antibody in cancer[J]. N Engl J Med, 2012, 366(26): 2443-2454.

[34] Seralini G E, et al. Long term toxicity of a Roundup herbicide and a Roundup-tolerant genetically modified maize[J]. Food Chem Toxicol, 2012, 50(11): 4221-4231.

[35] Lim S S, et al. A comparative risk assessment of burden of disease and injury attributable to 67 risk factors and risk factor clusters in 21 regions, 1990-2010: a systematic analysis for the Global Burden of Disease Study 2010[J]. Lancet, 2012, 380(9859): 2224-2260.

[36] Govindan R, et al. Genomic landscape of non-small cell lung cancer in smokers and never-smokers[J]. Cell, 2012, 150(6): 1121-1134.

[37] An S J, et al. Identification of enriched driver gene alterations in subgroups of non-small cell lung cancer patients based on histology and smoking status[J]. PLoS One, 2012, 7(6): e40109.

[38] Zava T T, Zava D T. Assessment of Japanese iodine intake based on seaweed consumption in Japan: A literature-based analysis[J]. Thyroid Res, 2011, 4: 14.

[39] Wagle N, et al. Dissecting therapeutic resistance to RAF inhibition in melanoma by tumor genomic profiling[J]. J Clin Oncol, 2011, 29(22): 3085-3096.

[40] Sequist L V, et al. Genotypic and histological evolution of lung cancers acquiring resistance to EGFR inhibitors[J]. Sci Transl Med, 2011, 3(75): 75ra26.

[41] Ramaekers B L, et al. Systematic review and meta-analysis of radiotherapy in various head and neck cancers: comparing photons, carbon-ions and protons[J]. Cancer Treat Rev, 2011, 37(3): 185-201.

[42] Pederson T, Mukherjee S. The Emperor of All Maladies A Biography of Cancer[J]. Science, 2011, 332(6028): 423-423.

[43] Moeller B J, et al. Low early ototoxicity rates for pediatric medulloblastoma patients treated with proton radiotherapy[J]. Radiat Oncol, 2011, 6: 58.

[44] Miller L H, Su X. Artemisinin: discovery from the Chinese herbal garden[J]. Cell, 2011, 146(6): 855-858.

[45] Kantoff W, et al. Sipuleucel-T immunotherapy for castration-resistant prostate cancer[J]. N Engl J Med, 2010, 363(5): 411-422.

[46] Domchek S M, et al. Association of risk-reducing surgery in BRCA1 or BRCA2 mutation carriers with cancer risk and mortality[J]. JAMA, 2010, 304(9): 967-975.

[47] Sawka A M, et al. Second primary malignancy risk after radioactive iodine treatment for thyroid cancer: a systematic review and meta-analysis[J]. Thyroid, 2009, 19(5): 451-457.

[48] Little M P. Cancer and non-cancer effects in Japanese atomic bomb survivors[J]. J Radiol Prot, 2009, 29(2A): A43-59.

[49] Lawenda B D, et al. Should supplemental antioxidant administration be avoided during chemotherapy and radiation therapy? [J]. J Natl Cancer Inst, 2008, 100(11): 773-783.

[50] Dishop M K,Kuruvilla S. Primary and metastatic lung tumors in the pediatric population: a review and 25-year experience at a large children's hospital[J]. Arch Pathol Lab Med, 2008, 132(7): 1079-1103.

[51] Ballen K K, et al. Collection and preservation of cord blood for personal use[J]. Biol Blood Marrow Transplant, 2008, 14(3): 356-363.

[52] Schoder H,Gonen M. Screening for cancer with PET and PET/CT: potential and limitations[J]. J Nucl Med, 2007, 48 Suppl 1: 4S-18S.

[53] McLaughlin J R, et al. Reproductive risk factors for ovarian cancer in carriers of BRCA1 or BRCA2 mutations: a case-control study[J]. Lancet Oncol, 2007, 8(1): 26-34.

[54] Kelly E,Russell S J. History of oncolytic viruses: genesis to genetic engineering[J]. Mol Ther, 2007, 15(4): 651-659.

[55] Eapen M, et al. Outcomes of transplantation of unrelated donor umbilical cord blood and bone marrow in children with acute leukaemia: a comparison study[J]. Lancet, 2007, 369(9577): 1947-1954.

[56] Bjelakovic G, et al. Mortality in randomized trials of antioxidant supplements for primary and secondary prevention: systematic review and meta-analysis[J]. JAMA, 2007, 297(8): 842-857.

[57] Pearse A M,Swift K. Allograft theory: transmission of devil facial-tumour disease[J]. Nature, 2006, 439(7076): 549.

[58] Murgia C, et al. Clonal origin and evolution of a transmissible cancer[J]. Cell, 2006, 126(3): 477-487.

[59] Garber K. China approves world's first oncolytic virus therapy for cancer treatment[J]. J Natl Cancer Inst, 2006, 98(5): 298-300.

[60] Druker B J, et al. Five-year follow-up of patients receiving imatinib for chronic myeloid leukemia[J]. N Engl J Med, 2006, 355(23): 2408-2417.

[61] Lundkvist J, et al. Cost-effectiveness of proton radiation in the treatment of childhood medulloblastoma[J]. Cancer, 2005, 103(4): 793-801.

[62] Ludwig J A, Weinstein J N. Biomarkers in cancer staging, prognosis and treatment selection[J]. Nat Rev Cancer, 2005, 5(11): 845-856.

[63] van der Zee, J. Heating the patient: a promising approach? [J]. Ann Oncol, 2002,

13(8): 1173-1184.

[64] Srivastava S R. Gopal-Srivastava, Biomarkers in cancer screening: a public health perspective[J]. J Nutr, 2002, 132(8 Suppl): 2471S-2475S.

[65] Miralbell R, et al. Potential reduction of the incidence of radiation-induced second cancers by using proton beams in the treatment of pediatric tumors[J]. Int J Radiat Oncol Biol Phys, 2002, 54(3): 824-829.

[66] Nishimura H, et al. Development of lupus-like autoimmune diseases by disruption of the PD-1 gene encoding an ITIM motif-carrying immunoreceptor[J]. Immunity, 1999, 11(2): 141-151.

[67] Patterson R E, et al. Vitamin supplements and cancer risk: the epidemiologic evidence[J]. Cancer Causes Control, 1997, 8(5): 786-802.

[68] Jha P, et al. The antioxidant vitamins and cardiovascular disease. A critical review of epidemiologic and clinical trial data[J]. Ann Intern Med, 1995, 123(11): 860-872.

[69] Ferrara J L,Abhyankar S,Gilliland D G.Cytokine storm of graft-versus-host disease: a critical effector role for interleukin-1[J]. Transplant Proc, 1993, 25(1 Pt 2): 1216-1217.

[70] Newcomb P A, Carbone P P. The health consequences of smoking. Cance[J]r. Med Clin North Am, 1992, 76(2): 305-331.

[71] Martuza R L, et al. Experimental therapy of human glioma by means of a genetically engineered virus mutant[J]. Science, 1991, 252(5007): 854-856.

[72] Rosenberg S A , et al. Observations on the systemic administration of autologous lymphokine-activated killer cells and recombinant interleukin-2 to patients with metastatic cancer[J]. N Engl J Med, 1985, 313(23): 1485-1492.

[73] Morahan P S, et al. Paradoxical effects of immunopotentiators on tumors and tumor viruses[J]. J Infect Dis, 1976, 133 Suppl: A249-255.

[74] Yohn D S, et al.Oncolytic potentials of nonhuman viruses for human cancer. Ⅱ. Effects of five viruses on heterotransplantable human tumors[J]. J Natl Cancer Inst, 1968, 41(2): 523-529.

[75] Moore A E. Effects of viruses on tumors[J]. Annu Rev Microbiol, 1954, 8: 393-410.

[76] Southam C M,Moore A E. Clinical studies of viruses as antineoplastic agents with particular reference to Egypt 101 virus[J]. Cancer, 1952, 5(5): 1025-1034.

[77] CBSnews .Killing Cancer[OL]. http://www.cbsnews.com/news/polio-cancer-treatment-duke-university-60-minutes-scott-pelley/2015,3.29.

[78] https://clinicaltrials.gov/ct2/show/NCT0149189

[79] Li Z, et.al, Hypoxia-inducible factors regulate tumorigenic capacity of glioma stem cells[J]. Cancer Cell. 2009, 2;15(6):501-513.

[80] Gromeier M. et.al, Oncolytic polio virotherapy of cancer.Cancer[J]. 2014, 120(21):3277-3286.

参考网站

向日葵儿童癌症信息网　http://www.curekids.cn
中华骨髓库　http://www.cmdp.com.cn/
果壳网　http://www.guokr.com
科技日报　http://www.stdaily.com
科学网　http://news.sciencenet.cn
National Cancer Institute　http://www.cancer.gov/
American Society of Clinical Oncology　http://www.asco.org/
American Association for Cancer Research　www.aacr.org
American Cancer Society　http://www.cancer.org
The American Childhood Cancer Organization　http://www.acco.org
Cancer.Net　http://www.cancer.net
National Marrow Donor Program　http://bethematch.org/
The National Association for Proton Therapy　http://www.proton-therapy.org
Seattle Cancer Care Alliance　http://www.seattlecca.org
Hepatitis B Foundation　http://www.hepb.org
Centers for Disease Control and Prevention　http://www.cdc.gov
U.S. Department of Health and Human Services　www.hhs.gov
International Agency for Research on Cancer　http://www.iarc.fr
United Nations, Department of Economic and Social Affairs　http://esa.un.org/wpp/
WebMD　http://www.webmd.com
Mayo Clinic　http://www.mayoclinic.org
U.S. Food and Drug Administration　http://www.fda.gov
New York Times　http://www.nytimes.com/
World Trade Organization　https://www.wto.org
Duke Medicine　http://www.dukemedicine.org
Memorial Sloan Kettering Cancer Center　http://www.mskcc.org
US News　http://health.usnews.com/best-hospitals/rankings/cancer
Nature　www.nature.com
Medline Plus　http://www.nlm.nih.gov/medlineplus